RUDOLF KRSKA

ESSEN OHNE GIFT?

WIENER VORLESUNGEN

Band 207

Vortrag
am 14. April 2022

RUDOLF KRSKA

ESSEN OHNE GIFT?

GESUNDHEITSRISIKEN UND -NUTZEN
UNSERER LEBENSMITTEL

PICUS VERLAG WIEN

*Gedruckt mit freundlicher Unterstützung
von Stadt Wien Kultur.*

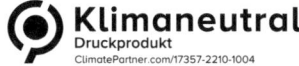

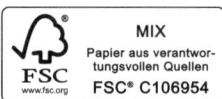

Grafische Gestaltung: Dorothea Löcker, Wien
Druck und Verarbeitung:
Florjančič Tisk d.o.o., Maribor
ISBN 978-3-7117-3027-5

Informationen zu den Wiener Vorlesungen unter
www.wienervorlesungen.at

Informationen über das aktuelle Programm
des Picus Verlags und Veranstaltungen unter
www.picus.at

INHALT

DIE WIENER VORLESUNGEN

Nur eine aufgeklärte Öffentlichkeit, die freien Zugang zu validen Informationen und aktuellen Wissenschaftskonzepten hat, ist in der Lage, sich differenziert mit den gesellschaftlichen Herausforderungen unserer Zeit auseinanderzusetzen. Mit dem unverwechselbaren Wissenschaftsformat Wiener Vorlesungen leistet die Stadtregierung nun bereits seit mehr als drei Jahrzehnten einen wertvollen demokratiepolitischen Beitrag. Offen für alle, niederschwellig und zugleich hochkarätig werden hier die neuesten Erkenntnisse, Ideen und Fragestellungen aus Wissenschaft und Forschung präsentiert und diskutiert.

Als Forschungsstandort und Universitätsstadt hat die Stadt Wien eine Spitzenposition im mitteleuropäischen Raum inne und sieht es auch in ihrer Verantwortung, Impulsgeberin für aktuelle und zukunftsrelevante Auseinandersetzungen zu sein. So beziehen die Wiener Vorlesungen die Öffentlichkeit in den wissenschafts- und technologiepolitischen Diskurs mit ein und verhandeln Themen, die für die Stadt und ihre Bewohnerinnen und Bewohner besonders relevant sind.

Neu in der langen Geschichte ist das Format Wiener Vorlesungen online – geschuldet natürlich den mit der Covid-19-Pandemie einhergehenden Einschränkungen. Doch aus der Not wurde hier eine Tugend: Mittlerweile sind alle Veranstaltungen jederzeit nachträglich abrufbar und es kann somit auch zeitversetzt an der Diskussion aktuellster Fragestellungen partizipiert werden. Denn gerade in der Krise wurde sichtbar, welche Bedeutung vertrauenswürdige Konzepte der Wissensvermittlung während des Überangebots an Meldungen haben, das allzu oft von Halbwissen, Unwissen und Falschwissen geprägt ist. Das zeitgemäße Veranstaltungsformat trägt dazu bei, Dimensionen abzuschätzen, Fragen zu bewerten und schlussendlich Entscheidungen für das eigene Handeln zu treffen. Eine fundierte Informationsbereitstellung und der öffentliche Diskurs über die Voraussetzungen und Folgen von Forschung ist gerade heute von zentraler Bedeutung.

Besonders wichtig in diesem Zusammenhang ist die breite Diskussion des Nicht- beziehungsweise Noch-nicht-Wissens geworden, das gute Wissenschaft auszeichnet und zu ihrem Selbstverständnis zählt. Mit dieser Ungewissheit des Nicht-Wissens bewusst umzugehen und diese mit der Gesellschaft zu teilen, ist ein weiteres wichtiges Anliegen der Wiener Vorlesungen.

An unterschiedlichen Schauplätzen – denn auch bei ausschließlichen Online-Vorlesungen sollen verschiedene Orte der Stadt zu Stätten der Bildung werden – lädt das Dialogforum prominente Denkerinnen und Denker, den Nachwuchs der Wissenschaft und insbesondere Wissenschaftlerinnen ein, ihre Erkenntnisse und Einsichten über Fachgrenzen und Generationen hinweg mit der Bevölkerung zu teilen.

Um von den Wiener Vorlesungen zu profitieren, ist kein Studium nötig! Das ideale Publikum zeichnet sich durch große Wachheit und unbändige Neugier auf das Unbekannte und brennende gesellschaftliche Fragen aus. Bei kontrovers zu diskutierenden Themen ist dies umso entscheidender. Wenn hier individuelle Echokammern aufgebrochen werden, die ansonsten zu einer Engführung der Wahrnehmung führen können, hat das niederschwellige Wissenschaftsformat sein Ziel erreicht und den demokratiepolitischen Auftrag aufs Beste erfüllt.

In diesem Sinne freue ich mich, dass die Wiener Vorlesungen mit dieser Publikation nun auch schriftlich vorliegen und einen noch weiteren Adressat*innenkreis erreichen.

Veronica Kaup-Hasler
Stadträtin für Kultur und Wissenschaft

VORWORT

Essen ohne Gift ist eine Wunschvorstellung, die viele Verbraucher*innen teilen. Laut einer Studie des deutschen Bundesinstituts für Risikobewertung (BfR) erwarten sich 70 % der Bevölkerung Lebensmittel ohne Pestizidrückstände. Dieselbe Erwartungshaltung besteht zweifelsohne auch für andere potenziell gesundheitsgefährdende Substanzen, wie etwa Schimmelpilzgifte – sogenannte Mykotoxine – oder Pflanzengifte. Giftfreie Lebensmittel und Ernährungssicherheit stehen jedenfalls weiterhin ganz oben auf der Prioritätenskala der Konsument*innen. Wie ein von der Europäischen Kommission veröffentlichtes Eurobarometer aufzeigt, äußern sich 31 % der Befragten sehr beunruhigt und weitere 40 % beunruhigt über chemische Verunreinigungen in Obst, Gemüse und Getreideprodukten. Selbst im hochentwickelten Europa mit seinen umfassenden Maßnahmen zur Sicherung der Lebensmittelqualität *from field to fork* ist die Verunsicherung in der Bevölkerung nach wie vor groß. Nur allzu oft gibt es Medienberichte, wie jener Rückruf von »Feinstem Roggen-Vollkornmehl«, der gerade zu jenem Zeitpunkt auf der Homepage des ORF auftauchte (help. orf.at, 15.7.2022), als ich mit dem Schreiben dieses Buches begann. Grund: Bei einer chemischen Analyse wurden Spuren des möglicherweise krebserregenden

Schimmelpilzgifts Ochratoxin A in einer Vollkornprobe festgestellt. Vonseiten des Unternehmens empfahl man daher dringend, von jeglichem Verzehr des betroffenen Produkts abzusehen. Bei Pflanzenschutzmitteln kommt es bei Obst und Gemüse immer wieder zu Überschreitungen der zulässigen Höchstgehalte, obwohl die überwiegende Mehrheit der untersuchten Lebensmittelproben keine oder geringste Konzentrationen dieser Chemikalien aufweisen. Tatsächlich sind also auch europäische Konsument*innen mit lebensmittelbedingten Gesundheitsrisiken konfrontiert, die sich aus der Exposition, also dem Ausgesetztsein von Menschen gegenüber schädigenden Umwelteinflüssen wie toxischen Substanzen ergeben und die krankmachende Wirkung haben können. Einerseits scheint also *Essen ohne Gift* eher Illusion als Wirklichkeit zu sein. Andererseits gilt es, die Gesundheitsrisiken, denen durchschnittliche Konsument*innen durch die langfristige Aufnahme von Schadstoffen über Lebensmittel ausgesetzt sind, besser einschätzen und auch einordnen zu können. Vor zwei Jahren haben wir deshalb in einer Studie zunächst ermittelt, wie sicher unsere Lebensmittel wirklich sind, um die identifizierten Risiken schließlich nach deren Relevanz für die öffentliche Gesundheit in Europa zu reihen. Für diese Arbeit, die in dem renommierten wissenschaftlichen Journal *Critical Reviews in Food Science and Nutrition* im Jahr 2020 publiziert wurde, haben wir insgesamt über 100

Risikobewertungen auf europäischer Ebene unter die Lupe genommen. In der Folge haben wir vor allem jene potenziell schädlichen chemischen Stoffe in der Nahrung im Detail bewertet, denen Konsument*innen über einen längeren Zeitraum ausgesetzt sind, was man in der Fachsprache chronische Exposition nennt.

Nach Diskussion der Gesundheitsrisiken und -nutzen von Lebensmitteln im ersten Teil des Buches werden im zweiten Teil die Erkenntnisse aus der oben erwähnten Studie für die einzelnen Kontaminanten bzw. Schadstoffgruppen dargestellt. Im dritten Teil des vorliegenden Buches wird schließlich der Versuch unternommen, gesundheitlich bedenkliche Schadstoffe in der Nahrung einem Risiko-Ranking zu unterziehen.

Mein Dank gilt den fantastischen Teams der Wiener Vorlesungen und der BOKU! Ich bin dankbar, dass ich die Möglichkeit bekam, die Vorlesung *Essen ohne Gift?* im wunderbaren Festsaal des Wiener Rathauses anlässlich des Jubiläums 150 Jahre Universität für Bodenkultur Wien zu einem derartig spannenden Thema halten zu dürfen. In der Referenzliste finden Sie einige Artikel, die wichtige Grundlage für meinen Vortrag und auch für das vorliegende Buch waren. Besonders bedanken möchte ich mich bei meinen Kolleg*innen Mari Eskola, David Steiner, Jana Hajšlová und bei Chris Elliott vom Institute for Global Food Security an der Queen's University Belfast für die hervorragende (inter)nationale Zusammenarbeit im Bereich der

Lebensmittelanalytik und -forschung. Meine Dankbarkeit gilt auch allen Mitarbeiter*innen am Institut für Bioanalytik und Agro-Metabolomics am Department für Agrarbiotechnologie IFA-Tulln der BOKU sowie meinen Kolleg*innen am Campus Technopol Tulln, an dem auch das Austrian Competence Centre for Feed and Food Quality, Safety & Innovation FFoQSI angesiedelt ist. Zudem möchte ich meinen Kollegen Franz Berthiller und Rainer Schuhmacher für das Korrekturlesen und die wertvollen Verbesserungsvorschläge sowie meiner lieben Frau Vera für ihre Geduld und die vielen nützlichen Kommentare meinen herzlichen Dank aussprechen.

Ich wünsche Ihnen viel Freude und hoffentlich interessante Stunden beim Lesen dieses Buches!

TEIL 1:
GESUNDHEITSRISIKEN UND -NUTZEN VON LEBENSMITTELN

GIFTSTOFFE IN LEBENSMITTELN – AUF DER SUCHE NACH DEN SCHULDIGEN

DIE HEXEN

Ohne zu viel vorwegnehmen zu wollen: Selbst im hochentwickelten Europa sind wir einer Mischung aus gesundheitsgefährdenden Substanzen ausgesetzt, die ein potenzielles Risiko darstellen. Darüber hinaus sind bzw. scheinen mehrere dieser Schadstoffe krebsfördernde Substanzen (Kanzerogene) zu sein. Berühmtes Beispiel dafür ist das Schimmelpilzgift Aflatoxin B_1, das etwa in Erdnüssen, aber auch in Getreide gefunden wird. Wer ist aber nun schuld daran, dass wir uns immer noch mit Giftstoffen in unserer Nahrung bzw. mit Fragen rund um die Lebens- und Futtermittelsicherheit befassen müssen? Im 11. Jahrhundert, also im Hochmittelalter, waren derartige Fragen offenbar noch einfach zu beantworten, denn die Schuldigen für eine damals wütende Lebensmittelseuche wurden schnell auserkoren: Hexen waren es! Sie wurden zur Rechenschaft gezogen, wenn Menschen etwa vom *Heiligen Feuer* heimgesucht wurden und ihre zerfressenen Glieder verfaulten. 600 Jahre später, im 17. Jahrhundert, wütete man zwar noch vehementer gegen vermeintlich Dämonbesessene. Zu diesem Zeitpunkt hatten französische Ärzte aber bereits die Ursache für diese dramatischen Befunde gefunden: Das verzehrte Getreide (Roggenmehl) war mit Mutterkorn verunreinigt – einer 4–6 cm langen kornähnlichen Dauerform des purpurbraunen Mutterkornpilzes *Claviceps purpurea*. Dank der modernen Forschung wissen wir heute, dass definitiv nicht Hexen schuld am sogenannten *Heiligen Feuer* waren. Tatsächlich waren es Schimmelpilzgifte, sogenannte Ergotalkaloide, die von diesem Mutterkornpilz gebildet werden. Die Aufnahme dieser Substanzen führt zu einer massiven Verengung der Blutgefäße, was brennt wie Feuer und sogar zum Abfallen von ganzen Gliedmaßen führen kann. Übrigens kann aus dem Mutterkornpilz die Lysergsäure gewonnen werden, aus der wiederum die Droge Lysergsäurediethylamid, besser bekannt unter der Abkürzung LSD, hergestellt werden kann. Dieses Psychedelikum kann den Bewusstseinszustand verändern und zu einer teilweisen oder kompletten Aufhebung der Grenzen zwischen dem Selbst und der Außenwelt führen. Nicht verwunderlich also, dass zu den toxischen Effekten der Ergotalkaloide auch Halluzinationen zählen. Als analytischer Chemiker muss ich hinzufügen, dass diese Pilzgifte zudem schwierig zu analysieren sind, da sich Teile ihrer Struktur rasch in spiegelbildliche Gegenstücke – sogenannte Epimere – umwandeln können.

Und wie sieht es heute aus? Sind es nun wiederum Hexen oder Hexer, die wir auch in unserem Zeitalter für die schier unendliche Anzahl an Giftstoffen in unserem Essen anklagen können? In der Öffentlichkeit müssen oft die EU oder »das System« als Schuldige herhalten. Meines Erachtens hat die Europäische Kommission durch die gut organisierte Zusammenarbeit zwischen der Europäischen Behörde für Lebensmittelsicherheit (EFSA – European Food Safety Authority), der Generaldirektion für Gesundheit und Lebensmittelsicherheit (DG Health and Food Safety) und den nationalen Behörden jedenfalls ein hervorragendes System zur Gewährleistung von sicheren Lebensmitteln in der EU geschaffen. Das Lebensmittelrecht ist in der EU harmonisiert und somit unterliegen die Lebensmittel am gesamten EU-Markt den gleichen Sicherheitsvorschriften. Auch Lebensmittel, die aus Drittstaaten in die EU eingeführt werden, müssen diese Anforderungen erfüllen. Mit zahlreichen Kontrollen werden diese hohen Lebensmittelsicherheitsstandards überwacht. Nicht vergessen werden darf dabei die enorme Verantwortung der Lebensmittelindustrie. Sie garantiert, dass Konsument*innen einwandfreie Lebensmittel kaufen können. Dies wird durch die amtliche Kontrolle überprüft.

Die Bewertung von Lebensmittelrisiken beginnt mit der Identifizierung der potenziellen Gefahr, wie z. B.

ein neuartiges Pflanzengift, das in Kräutern entdeckt wird. Die Ergebnisse einer solchen Studie werden in der Folge in einer wissenschaftlichen Zeitschrift publiziert oder z. B. direkt an die EFSA weitergeleitet. Daraufhin werden Fachkolleg*innen bzw. die Europäische Generaldirektion für Lebensmittelsicherheit auf die jeweilige chemische Substanz aufmerksam. Die Generaldirektion beschließt in der Folge, das Gesundheitsrisiko dieser neu entdeckten Substanz für die Verbraucher*innen zu bewerten. Dazu bedarf es als nächsten Schritt, die Belastung der Konsument*innen mit dieser chemischen Verbindung in Kooperation mit europäischen Partnerorganisationen zu ermitteln. Dafür benötigt man sowohl Analysedaten über das Vorkommen als auch über die Häufigkeit der Aufnahme dieser neu entdeckten Substanz über die Nahrung. In diesem Fallbeispiel ginge es also um die Klärung der Frage, welche Menge jener Kräuter wir konsumieren, die dieses potenzielle Gift enthalten können. Nach der Feststellung der Belastung muss schließlich auch die Gefahr, die von dieser Substanz ausgeht, toxikologisch bewertet werden. Dieser letzte Schritt ist besonders arbeitsaufwendig, da es eine Vielfalt von toxischen Effekten gibt, vom Durchfall bis zur Entstehung von Krebs. Nach Vorliegen all dieser Informationen erstellen unabhängige Expert*innen der EFSA eine sogenannte »wissenschaftliche Meinung« als Basis für die Einschätzung des Risikos. Am Ende entscheidet wiederum die Generaldirektion für Lebensmittelsicherheit bzw. formal die Europäische Kommission, welche Vorschriften bzw. gesetzliche Regelungen von der EU erlassen und in der Folge auch exekutiert werden müssen, um dieses neue Gesundheitsrisiko möglichst gering zu halten. Durch das unabhängige Agieren der EFSA und der Generaldirektion für Lebensmittelsicherheit wird gewährleistet, dass die wissenschaftliche Einschätzung eines Risikos durch die EFSA nicht von Managemententscheidungen der Generaldirektion bzw. von der Europäischen Kommission beeinflusst wird. Ein vergleichbarer Prozess wird auch zur Etablierung etwa von gesetzlichen Grenzwerten für die maximal zulässigen Konzentrationen, etwa von Pestiziden in Gemüse oder in Wasser angewandt. Natürlich darf bei der Einführung von Grenzwerten der abschließende Realitätscheck in Kooperation mit der Lebensmittelindustrie nicht fehlen. Denn es muss auch überprüft werden, ob die von den Wissenschafter*innen empfohlenen Grenzwerte überhaupt einhaltbar sind, ohne auf bestimmte Lebensmittel völlig verzichten zu müssen. Dieser Zwiespalt ist eine Herausforderung, der sich viele Länder, insbesondere in den tropischen Regionen unseres Planeten, stellen müssen. Denn diese haben in manchen Jahren, z. B. durch starken Schimmelpilzbefall, kaum sicheres Getreide oder Obst zur Verfügung.

Komplettiert wird dieses höchst professionelle und effiziente System zur Sicherung der Qualität unserer

Lebensmittel durch das europäische Schnellwarnsystem für Lebens- und Futtermittel (RASFF – Rapid Alert System for Food and Feed). Durch dieses Setup wird gewährleistet, dass jene Lebensmittel, die beim Import in die EU die geltenden Grenzwerte für die maximal zulässige Konzentration eines Schadstoffs übersteigen, sofort an die Behörden aller anderen EU-Mitgliedstaaten gemeldet werden. Dadurch wird sichergestellt, dass auf potenzielle gesundheitliche Gefährdungen durch eingeführte Lebens- und Futtermittel sofort reagiert werden kann. Das ist übrigens eine wichtige, wenngleich kaum wahrgenommene Errungenschaft der EU.

Ein Land, das die EU ja leider verlassen hat, eignet sich hervorragend, um das Thema rund um die Verantwortung der Politik für die Lebensmittelsicherheit mit einer Anekdote abzuschließen. Theresa May, frühere Premierministerin von Großbritannien, wurde im Jahr 2019 interessanterweise auf das ewige Dilemma angesprochen, ob verschimmelte Marmelade noch genießbar sei. Die damalige Regierungschefin meinte darauf: »Ja! Ich kratze den Schimmel einfach mit einem Löffel ab und esse das, was darunter ist.« Diese Headline schaffte es sogar in die BBC News. Was folgte, war eine heiße Debatte rund um die Sicherheit von verschimmelter Marmelade. Erfahrungsgemäß ist diese Frage auch jene, die das Auditorium meiner Vorträge immer besonders spannend findet. Zu diesem Problemfeld gibt es bereits einige Publikationen, auch von meiner Forschungsgruppe, und ohne ins wissenschaftliche Detail zu gehen, kann festgestellt werden, dass Theresa May definitiv nicht recht hatte. Denn selbst 4 cm unter der verschimmelten Oberfläche der Marmelade befinden sich oft noch erhebliche Konzentrationen an Schimmelpilzgiften. Dazu gehört z. B. das nerventoxische Gift Patulin. Ich kann Ihnen als Leser bzw. Leserin dieses Buches daher jedenfalls ans Herz legen, verschimmelte Marmelade in jedem Fall zu entsorgen. Das Gleiche gilt übrigens auch für von Schimmel befallenes Brot, Obst oder Gemüse: Durch den Wassergehalt und die wirkenden Diffusionskräfte finden sich oft auch noch hohe Konzentrationen der Pilzgifte auf der scheinbar völlig gesund aussehenden Seite des Lebensmittels.

LEBENSMITTELKRISEN
UND GLOBALISIERUNG

Die Einrichtung des oben beschriebenen EU-Lebensmittelsicherheitssystems im Jahr 2002 wurde durch die Lebensmittelkrisen im Zusammenhang mit dem Rinderwahnsinn und dem belgischen Dioxinskandal in den neunziger Jahren gefördert. Später hätten sich einige Situationen, in denen Lebensmittel versehentlich mit Chemikalien kontaminiert waren, wie Dioxin in Schweinefleisch und Nikotin in Wildpilzen, zu europaweiten Krisen ausweiten können. Komplexere Situationen ergeben sich immer wieder aus der illegalen

Verwendung von Chemikalien in der Lebensmittel-produktion und wegen Lebensmittelbetrugs. Im Jahr 2017 gelangten Eier aus Belgien, die mit dem illegalen Tierarzneimittel Fipronil kontaminiert waren, auch in andere EU-Mitgliedstaaten. Während des britischen Pferdefleischskandals im Jahr 2013, bei dem in vielen Produkten Rindfleisch bis zu 100 % durch Pferdefleisch ersetzt wurde, konnte zudem in der gesamten EU ein illegales Tierarzneimittel, das Phenylbutazon, in Pfer-defleisch nachgewiesen werden. Und schließlich sei hier noch der ebenfalls nicht vertrauensbildende Me-laminskandal aus dem Jahr 2008 erwähnt. Hier wurde aus reiner Profitgier Säuglingsmilchpulver und anderen Milcherzeugnissen aus China die billige Substanz Me-lamin zugesetzt. Diese Chemikalie enthält einen viel höheren Stickstoffanteil als Milchprotein und kann da-her bei der Produktkontrolle einen hohen Proteingehalt im Milchpulver vortäuschen. Bei der Proteinanalyse wird nämlich der Einfachheit halber der Stickstoffge-halt gemessen und daraus der Proteingehalt rechnerisch ermittelt. Damit konnte am Markt ein höherer Preis erzielt werden. Allerdings führte die Einnahme von Melamin vor allem bei Kleinkindern und Säuglingen zur Bildung von Nierensteinen, was zu zahlreichen Hospitalisierungen und sogar zu Todesfällen führte. Neben China selbst war damals auch Nordamerika be-sonders durch diesen Skandal betroffen, da in Nord-amerika Milchpulver ein beliebtes Produkt darstellt.

In Europa stellte die Exposition gegenüber Melamin in diesen Milchpulverprodukten allerdings bis auf ein paar wenige Fälle kein Risiko dar. Als Folge des Melaminskandals wurde die Einfuhr von chinesischen Milcherzeugnissen in die EU jedenfalls verboten. Es ist klar, dass die illegale Verwendung von Chemikalien bzw. Lebensmittelbetrug nicht vorkommen sollten. Aber die erwähnten Lebensmittelkrisen sind aufgetreten und es ist naiv zu glauben, dass dies die letzten waren. Derartige Ereignisse schwächen das Vertrauen der Verbraucher*innen in die Lebensmittelsicherheit. Sie erhöhen aber auch die potenziellen Risiken durch die Belastung mit chemischen Stoffen, die nicht der regulären Kontrolle unterliegen. Um dieses Problem abzumildern, wurde in der EU ein Zentrum für Lebensmittelbetrug eingerichtet, und Europol arbeitet mit dem EU-Netzwerk für Lebensmittelbetrug zusammen. Auch in diesem Kontext sind genaue Kontrollen und moderne Analysemethoden erforderlich, die sowohl bekannte Schadstoffe als auch neue bzw. unbekannte Substanzen mit einschließen, um derartige Fälle von Lebensmittelverfälschungen zu verhindern. Es sei an dieser Stelle erwähnt, dass auch die Herkunftsangaben auf Lebensmitteln überprüft werden können. Dafür stehen massenspektrometrische Methoden wie etwa die Isotopenverhältnisanalyse zur Verfügung.

Nur etwas mehr als die Hälfte der EU-Verbraucher*innen vertraut darauf, dass die in der Lebensmittelsicherheit maßgeblichen Akteure diese Sicherheit auch tatsächlich gewährleisten können. Am geringsten ist das Vertrauen in die Lebensmittelindustrie, obwohl diese eigentlich dafür verantwortlich ist, dass unsere Lebensmittel sicher und gesetzeskonform sind. Konsument*innen haben unterschiedliche Bildungshintergründe, Wahrnehmungen und Interessen. Psychologische Faktoren und Emotionen können sich auf die Beurteilung von Gesundheitsrisiken auswirken. Das dürfte mit ein Grund sein, warum glutenfreie Produkte als gesünder eingestuft werden, und zwar selbst von Personen, bei denen eine Zöliakie noch nie diagnostiziert wurde. Eine weitere interessante Tatsache ist, dass Verbraucher*innen Chemikalien in Lebensmitteln eher mit Lebensmittelzusatzstoffen und anderen absichtlich verwendeten Chemikalien in Verbindung bringen als mit chemischen Kontaminanten. Pestizide dürften aufgrund der vielen Diskussionen in den Medien aber eine Ausnahme darstellen. Bezüglich der Pflanzenschutzmittel sind die Konsument*innen nämlich besonders kritisch. Ich würde sogar meinen, dass mittlerweile eine verzerrte Wahrnehmung über die mögliche gesundheitsschädigende Wirkung gerade jener chemischen Substanzen vorherrscht, die am ausgiebigsten getestet wurden – und dazu gehören eben die Pestizide. In Wahrheit ist die Lage natürlich viel komplexer. Daher ist die Laienmeinung »Natur ist gesund« und »Chemie ist gefährlich« zu hinterfragen. Ein gutes Beispiel dafür, dass die Natur nicht prinzipiell gesund ist, sind wiederum die bereits erwähnten Mykotoxine, ein Begriff, der sich aus dem griechischen Wort *mykes* für Pilz und dem lateinischen Wort *toxicum* für Gift ableitet. Mykotoxine werden allerdings in der Öffentlichkeit weiterhin kaum wahrgenommen, obwohl sich diese immer unter den Top drei der am häufigsten gefundenen Schadstoffe in Lebensmitteln finden. Schimmelpilzgifte sind übrigens oft um den Faktor 100 akut giftiger als Pestizide und einige zudem kanzerogen. Würde man bei Mykotoxinen dieselben strengen Maßstäbe bezüglich deren maximal zulässiger Konzentration (Grenzwerte) ansetzen wie bei Pestiziden, könnte man kein Brot und keine Pastaprodukte mehr auf den Markt bringen. Ein Grund für die strengeren Grenzwerte für Pestizide ist wohl, dass diese vom Menschen absichtlich ausgebracht werden, um Pflanzenschädlinge oder Unkräuter zu bekämpfen. Mykotoxine hingegen werden von Schimmelpilzen gebildet. Die Konzentrationen an Pestiziden, die sich in unseren Lebensmitteln befinden, sind also im Gegensatz zum Mykotoxingehalt leichter steuerbar. Bei derartigen Steuermaßnahmen gilt es aber natürlich, Kosten und Nutzen, die etwaigen Folgen für die Umwelt und die Konsequenzen bezüglich der (Nicht-)Verfügbarkeit von gewissen Lebensmitteln abzuwägen.

Abseits der Pflanzenschutzmittel scheinen europäische Konsument*innen ein eher geringes Bewusstsein für chemische Schadstoffe zu haben, da deren Vorhandensein üblicherweise als Ergebnis industrieller Prozesse und menschlicher Fehler angesehen wird. Zudem beeinflussen viele gesellschaftliche und kulturelle Faktorén sowie Social Media die Wahrnehmung der Verbraucher*innen bezüglich lebensmittelbedingter Risiken, was die seriöse Kommunikation über die Lebensmittelsicherheit zu einer immer größeren Herausforderung macht.

DIE (ANALYTISCHE) CHEMIE

Aufgrund modernster, leistungsfähiger Analysenmethoden könnte man auch die analytischen Chemiker*innen als potenziell Schuldige für neu auftretende Lebensmittelkrisen ausmachen. Es sind dies Menschen wie ich, die sich zum Beruf gemacht haben, immer mehr Substanzen in immer geringeren Mengen nachzuweisen. Selbst der Nachweis von Konzentrationen im Partsper-billion-(ppb)-Bereich, das entspricht einem Mikrogramm Schadstoff in einem Kilogramm Lebensmittel, stellt heutzutage keine allzu große Herausforderung mehr für Analytiker*innen dar. Aber dazu noch später.

Die moderne analytische Chemie mit ihren empfindlichen Analysemethoden wird manchmal salopp als Albtraum der Lebensmittelbehörden bezeichnet. Die gründliche Befundung von Lebensmittelproben ist jedoch die Basis für jegliche umfassende Risikobewertung von kontaminierten Produkten. Es sei an dieser Stelle erwähnt, dass wir an der BOKU in Kooperation mit dem K1 Kompetenzzentrum FFoQSI eine weltweit einmalige Methode entwickelt haben, mit der über 1400 Schadstoffe – darunter 300 Mykotoxine, 50 Pflanzengifte, 150 Tierarzneimittel und 500 Pestizide in weniger als 45 Minuten analysiert werden können. Modernste analytische Methoden ermöglichen also die genaue gleichzeitige Bestimmung der Konzentration selbst von Hunderten Substanzen in Lebens- und Futtermitteln. Dies wird durch eine neue Generation von Massenspektrometern realisiert. Das sind äußerst leistungsfähige Analysegeräte, die viele wohl eher aus Fernsehserien zur Aufklärung von Verbrechen kennen. Bei der Lebensmittelanalyse werden Verunreinigungen, wie z. B. Pestizide, zunächst von anderen Bestandteilen der Probe durch chromatografische Methoden abgetrennt. Anschließend werden die chemischen Substanzen zu – meist positiv – geladenen Teilchen ionisiert, deren Molekülmasse und Konzentration schließlich im elektromagnetischen Feld eines Massenspektrometers bestimmt werden können. Dies ist nicht nur ein relativ schnelles, hochsensitives und hochselektives Verfahren, sondern auch ein kostspieliges, sodass nur hochentwickelte Labors mit den dafür erforderlichen Geräten ausgestattet sind. Für eine umfassende Risikobewertung ist es jedenfalls erforderlich, möglichst das gesamte Spektrum an potenziell gesundheitsschädigenden Substanzen mittels genauer analytischer Methoden zu erfassen und toxikologisch zu charakterisieren. Allerdings wissen wir weiterhin vergleichsweise wenig über die toxikologische Relevanz von potenziellen Schadstoffen, also über deren giftige Wirkung, Aufnahme, Verteilung und Verstoffwechslung im Menschen. Die toxikologische Charakterisierung ist nämlich äußerst schwierig und zeitaufwendig, da umfangreiche Studien z. B. an Zellkulturen, aber leider auch am Tier erforderlich sind.

DER KLIMAWANDEL

Verantwortlich für das ungebrochene Interesse an einer verbesserten Ernährungssicherheit sind auch eine Reihe neuer Herausforderungen, denen wir uns zu stellen haben. Um die Versorgungssicherheit einer weiterhin wachsenden Weltbevölkerung vor dem Hintergrund des Klimawandels sicherzustellen, wird die noch intensivere Landwirtschaft wohl einen verstärkten Einsatz von Pestiziden zur Folge haben. Der Klimawandel wird zu einer weiteren Zunahme an Pflanzenschädlingen und Unkräutern führen, was wiederum eine vermehrte Verwendung von Pflanzenschutzmitteln nach sich ziehen wird. Allerdings wird die globale Erwärmung auch zu einem schnelleren Abbau dieser umstrittenen Substanzklasse führen, so die Voraussagen. Der Klimawandel wird sich aber auch auf die Bildung und das Vorkommen von natürlichen Giften (Biotoxinen) auswirken. Berechnungen der University of Exeter in Großbritannien zeigen, dass pathogene Mikroorganismen, also jene Mikroben, die Krankheiten hervorrufen können, seit 1960 mit einer Geschwindigkeit von mehreren Kilometern pro Jahr Richtung Polkappen wandern. Zu diesen gehören auch Schimmelpilze wie *Aspergillus*, die Aflatoxine bilden können. Diese hochgiftigen kanzerogenen Mykotoxine, die bis dato vor allem in Südeuropa, Afrika und Südostasien ein Gesundheitsrisiko darstellten, werden demnach künftig auch in Mitteleuropa an Bedeutung gewinnen. Extreme Wetterereignisse als Folge des Klimawandels tun ihr Übriges. Als Beispiel sei hier die als Schimmel-Mais-Skandal bekannt gewordene Krise in Serbien Anfang 2013 erwähnt. In dieser Region verursachten extrem hohe Temperaturen gepaart mit geringen Niederschlagsmengen massive Infektionen von Mais mit Aspergillus-Pilzen, die hohe Mengen an Aflatoxin B$_1$ produzierten. Nach Verzehr von verschimmeltem Mais wird rund ein Prozent des krebserregenden Aflatoxin B$_1$ von der Kuh zu Aflatoxin M$_1$ verstoffwechselt. Dieses von der IARC (International Agency for Research on Cancer) als »möglicherweise krebserregend« eingestufte Stoffwechselprodukt findet sich in der Kuhmilch wieder, sodass der Maisskandal sich rasch auch zu einem Milchskandal ausweitete. Im Futtermittelsektor wurde durch diese Misere der gültige Grenzwert für Aflatoxin B_1 in Mais damals bis um das Dreißigfache überschritten. Im selben Jahr traf man in Serbien die umstrittene Entscheidung, den Grenzwert für die maximal zulässige Konzentration von Aflatoxin M_1 in Milch von 0,05 Mikrogramm pro Liter um das Zehnfache auf 0,5 Mikrogramm pro Liter anzuheben, um überhaupt noch Kuhmilch auf den Markt bringen zu können. Neben den möglichen und grundsätzlich schwer zu quantifizierenden gesundheitlichen Folgen war der entstandene wirtschaftliche Schaden dieser Futter- und Lebensmittelkrise riesig. Auch Deutschland war davon betroffen: Der kontaminierte serbische Mais wurde an rund 4400 landwirtschaftliche Betriebe in Niedersachsen geliefert, fast 1000 davon Molkereibetriebe. Dies führte natürlich zu zahlreichen Schlagzeilen und zu einer höchst besorgten Öffentlichkeit. Wie sich kurze Zeit später herausstellte, kam es zumindest in der deutschen Milchwirtschaft, trotz Beibehaltung der strengen Regelungen für Aflatoxin M_1, zu keinen Überschreitungen des Grenzwerts. Fazit: Als Folge extremer Wetterereignisse ist auch in Zukunft mit dem unerwarteten Auftreten von natürlichen Giften, die von Pflanzen, Schimmelpilzen und anderen (pathogenen) Mikroorganismen gebildet werden, in unseren Lebensmitteln zu rechnen. Durch die immer schwieriger werdende Vorhersagbarkeit ist eine umfassende und genaue Kontrolle der Nahrungsmittel mehr denn je wichtig und aktuell. Dabei sollte idealerweise das gesamte potenzielle »Giftspektrum« durch chemische Analysen abgedeckt werden. Auch in diesem Zusammenhang sei wiederum Serbien erwähnt: Ein Jahr nach dieser Krise waren aufgrund eines feuchtkalten Sommers Aflatoxine nur in Spuren nachzuweisen, da Aspergillus-Pilze wärmere Temperaturen bevorzugen. Dafür fand man 2014 erhebliche Konzentrationen von anderen immunsystemschwächenden Mykotoxinen, die von der Pilzgattung *Fusarium* gebildet werden und die u. a. zu Erbrechen und Gewichtsabnahme führen können.

Wir müssen uns also auf das Unerwartete einstellen. *Expect the unexpected*, wie man im angelsächsischen Raum sagt. Dafür benötigt man wiederum den Einsatz von hochentwickelten Analysemethoden, um möglichst alle Schadstoffe, die in Lebens- und Futtermitteln vorhanden sein können, nachzuweisen. Allgemein wird aber erwartet, dass die Häufigkeit und Konzentration der Aflatoxine in europäischen Lebensmitteln zunehmen werden, während sich ihr Vorkommen von Süden nach Mitteleuropa ausweitet. Erhöhte Mykotoxingehalte bedeuten aber auch, dass Lebensmittel bzw. deren Ausgangsprodukte zunehmend entsorgt werden müssen. Um sowohl die Risiken angemessen zu handhaben als auch die Lebensmittelversorgung zu sichern, wurde deshalb schon diskutiert, ob eine etwaige Anhebung der EU-Höchstgehalte für Mykotoxine möglich wäre oder ob dies zu einem inakzeptablen Anstieg der Gesundheitsrisiken führen würde.

Die Erwärmung der Meere und anderer Gewässer verstärkt auch die Blüte schädlicher Algen massiv und ermöglicht außerdem das Eindringen neuer toxischer Algenarten in zuvor blütenfreie europäische Gewässer. Erhöhte Konzentrationen an Algengiften in europäischen Fischen und Meeresfrüchten können die Folge sein. So wurden im letzten Jahrzehnt erste Vergiftungen beim Menschen durch die ernährungsbedingte Exposition gegenüber neu aufgetretenen Biotoxinen, wie den Tetrodotoxinen, gemeldet. Der Klimawandel kann allerdings auch zu einer Verringerung der schädlichen Algenblüten und des Gehalts an marinen Biotoxinen führen, wie in Nordeuropa berichtet wurde.

Die Auswirkungen des Klimawandels auf die Lebensmittelsicherheit können natürlich nicht zur Gänze abgeschätzt werden. Es sei hier aber noch der Einfluss der Erderwärmung auf das Vorkommen von organischen Schadstoffen und Schwermetallen in unserem Essen erwähnt. Waldbrände können eine Vielzahl dieser giftigen Substanzen erzeugen und auch Schwermetalle in den Böden mobilisieren. Überschwemmungen können weiters Schadstoffe in nicht kontaminierte Gebiete transportieren. Wärmeres Wasser verringert den

Salzgehalt und erleichtert die Methylierung von Quecksilber, wodurch wiederum die Aufnahme von Methylquecksilber und anderen Schwermetallen durch Fische
und Schalentiere erhöht wird. Viele der beschriebenen
Ereignisse werden sich künftig auf die chronische Exposition gegenüber Schadstoffen in Lebensmitteln auswirken und zu einem zusätzlichen Gesundheitsrisiko
führen.

WELCHEN CHRONISCHEN GESUNDHEITSRISIKEN SIND WIR AUSGESETZT?

Um diese Frage beantworten zu können, haben wir an
der BOKU in Kooperation mit internationalen Part-
nern insgesamt über 100 Risikobewertungen auf europäischer Ebene studiert. Dabei wurden vor allem jene
potenziell schädlichen chemischen Stoffe in unseren
Lebensmitteln detailliert bewertet, denen Verbraucher*innen über einen längeren Zeitraum, also chronisch, ausgesetzt (exponiert) sind. Auf Basis dieser
chronischen Exposition haben wir die Sicherheit unserer Ernährung bewertet und schließlich die identifizierten Risiken nach deren Relevanz für die öffentliche
Gesundheit in Europa gereiht.

Obwohl Konsument*innen in der Regel vor allem (potenzielle) Giftstoffe in Lebensmitteln Sorge bereiten, so ist das derzeit wichtigste lebensmittelbedingte Gesundheitsproblem das Übergewicht. Übergewicht und die damit oft verbundene körperliche Inaktivität erhöhen das Risiko für Herz-Kreislauf-Erkrankungen, Typ-2-Diabetes und einige Krebsarten. Diabetes wird mit Herz-Kreislauf-Erkrankungen in Verbindung gebracht, die 2012 weltweit die häufigste Todesursache waren. In der EU waren im Jahr 2014 ca. 50 % der Erwachsenen übergewichtig oder gar fettleibig. Adipositas, also starkes Übergewicht, wird derzeit für bis zu 8 % der Gesundheitskosten und bis zu 13 % der Todesfälle in Europa verantwortlich gemacht. Übergewicht nimmt insbesondere bei Kindern zu, und ein Drittel der europäischen Kinder im Alter von elf Jahren ist entweder übergewichtig oder fettleibig. Erst kürzlich kamen die europäischen Gesundheitsminister zu dem Schluss, dass die zunehmende Fettleibigkeit bei europäischen Kindern mit dem steigenden Konsum von verarbeiteten Lebensmitteln und Fast Food zusammenhängt. Junge Menschen tendieren immer häufiger dazu, vor allem außer Haus leicht zugängliche Lebensmittel mit hohem Fett-, Zucker- und Salzgehalt zu essen. Zudem können solche Ernährungsweisen bei regelmäßigem Verzehr langfristig zu einer chronischen Unterversorgung mit lebenswichtigen Nährstoffen wie Vitaminen und Mineralstoffen führen. Das verursacht den sogenannten verborgenen Hunger, was bedeutet, dass der individuelle physiologische Bedarf an Mikronährstoffen nicht mehr gedeckt wird. Häufig betroffen von den daraus resultierenden Mangelerscheinungen sind Kinder aus armen Familien.

Auch künstliche Transfette wirken sich negativ auf unseren Körper – vor allem auf unseren Cholesterinspiegel – aus. In naturbelassenen, eigentlich gesunden Pflanzenölen liegen die ungesättigten Fettsäureester weitgehend in der gewinkelten cis-Form vor. Bei industriellen Prozessen wie der Fetthärtung werden die molekularen Strukturen jedoch verändert. Dabei erfolgt die Umwandlung ungesättigter Doppelbindungen in gesättigte Einfachbindungen durch katalytische Wasserstoffanlagerung. Es entstehen trans-Fettsäureester als Nebenprodukte. Auch beim Braten und Frittieren können sich diese schädlichen Fette bilden. In der Lebensmitteltechnologie wird dieses Verfahren ganz bewusst eingesetzt, um die Textur und die Stabilität von Ölen zu verändern. So kann man beispielsweise aus flüssigen Ölen streichfähige Produkte wie Margarine gewinnen. Bei der Margarineherstellung betrug früher aufgrund unvollständiger Fetthärtung der Anteil von trans-Fettsäureestern in den Glyceriden bis zu 20 %. Einige EU-Mitgliedstaaten begrenzen auch Transfette in bestimmten verarbeiteten Lebensmitteln. Inzwischen sind durch verbesserte Herstellungstechniken vollständig hydrierte Produkte mit einem Transfettanteil von nur ca. 2% erhältlich. Das ist gut so, denn je mehr Transfette verzehrt werden, desto größer ist das Risiko, Herz-Kreislauf-Erkrankungen zu entwickeln. Transfette sorgen nämlich für einen Anstieg des »schlechten« LDL-Cholesterins (Low-density Lipoprotein). Interessant ist übrigens die Tatsache, dass ein noch gefährlicherer Verwandter des LDL-Cholesterins, das sogenannte Lipoprotein(a), bisher so gut wie keine Beachtung findet. Und das, obwohl ca. 20% der Menschen – erblich bedingt – einen erhöhten Lipoprotein(a)-Spiegel haben, aber nichts davon wissen. Die Analyse des Blutes auf Lipoprotein(a) ist nämlich nicht Teil der Gesundenuntersuchung. Das hat wohl damit zu tun, dass die Konzentration dieses Blutfetts über ein Leben lang konstant bleibt und durch Ernährung nicht beeinflusst werden kann. Allerdings hätten betroffene Personen mit dem Wissen über einen etwaig erhöhten Lipoprotein(a)-Spiegel zumindest die Chance, andere Risikofaktoren möglichst gering zu halten, um damit das Gesamtrisiko für Herz-Kreislauf-Erkrankungen zu reduzieren. Mit der Verfügbarkeit eines neuartigen Medikaments zur Senkung von Lipoprotein(a), mit dem schon in den nächsten Jahren zu rechnen ist, wird dieser besonders bedenklichen LDL-Fraktion wohl schon in absehbarer Zeit mehr Aufmerksamkeit zuteilwerden.

MIKROBIOLOGISCHE
LEBENSMITTELVERGIFTUNGEN

Obwohl der Schwerpunkt dieses Buches auf der Bewertung des Gesundheitsrisikos von chemischen Schadstoffen in Lebensmitteln liegt, so muss der Vollständigkeit halber klar betont werden, dass nach dem Übergewicht Vergiftungen durch mikrobiologische Kontaminationen von Lebensmitteln die zweitwichtigste Gesundheitsgefahr für europäische Konsument*innen darstellen. Jährlich kommt es auch in der hochentwickelten EU zu zahlreichen Ausbrüchen, die Millionen von Menschen krank machen und in einigen Fällen sogar zum Tod führen. Jährlich werden in der EU über 200.000 lebensmittelbedingte Vergiftungsausbrüche durch Campylobacter, etwa 90.000 durch Salmonellen in Eiprodukten, Geflügel, Fleisch und Milcherzeugnissen und etwa 2000 durch Listerien in Lebensmitteln tierischer Herkunft gemeldet. Daher fördert die Europäische Kommission ständig neue Projekte, um Innovationen zur Bekämpfung neu auftretender mikrobieller und chemischer Gefahren für die Lebensmittelsicherheit auf der Grundlage neuester wissenschaftlicher Erkenntnisse zu entwickeln. Das gilt auch für das mit 5,6 Millionen Euro finanzierte Forschungsprojekt FoodSafeR, das vom Österreichischen Kompetenzzentrum für Lebensmittelsicherheit FFoQSI ab Oktober 2022 koordiniert wird. Der Schwerpunkt der

Arbeiten liegt auf neu auftretenden Risiken, wie etwa von neuen mikrobiellen Verunreinigungen als Folge des Klimawandels. Im Bereich der chemischen Gefahren besteht die Aufgabe von FoodSafeR unter anderem darin, neue, effiziente Methoden für die Frühwarnung und die Überwachung von Biotoxinen durch die Verarbeitung von Massendaten (Big Data) voranzutreiben.

CHEMISCHE SUBSTANZEN IN LEBENSMITTELN

Bewusst eingesetzte Chemikalien, die absichtlich in Lebensmitteln enthalten sind, werden schon vor deren Einsatz ausgiebig auf deren Sicherheit geprüft. Dazu gehören Lebensmittelzusatzstoffe, die man verwendet, um Lebensmittel zu süßen, zu färben oder länger haltbar zu machen, und Nahrungsergänzungsmittel wie z. B. Vitamine, Mineralien und Ballaststoffe. Es ist daher nicht zu erwarten, dass diese Stoffe die menschliche Gesundheit gefährden, vorausgesetzt, das europäische Lebensmittelrecht wird eingehalten. In ähnlicher Weise wird auch die Sicherheit von im Verkehr befindlichen Chemikalien bewertet. Diese werden zwar ebenfalls bewusst verwendet, sind aber nicht absichtlich in fertigen Lebensmitteln vorhanden. Dazu zählen Rückstände von Pestiziden, Tierarzneimitteln und Substanzen aus Verpackungen, die mit Lebensmitteln in Berührung kommen. Solange deren Konzentrationen innerhalb der gesetzlich zulässigen Höchstwerte für Rückstände in Lebensmitteln liegen, sind keine gesundheitlichen Auswirkungen zu erwarten. Alle absichtlich verwendeten Lebensmittelchemikalien benötigen eine Marktzulassung in der EU.

Unbeabsichtigt in Lebensmitteln enthaltene chemische Verunreinigungen, wie z. B. Schadstoffe aus der Umwelt und aus der Lebensmittelverarbeitung sowie natürliche Gifte, können ebenso für die Gesundheit bedenklich sein, wenn deren Konzentrationen die gesetzlich festgelegten Grenzwerte überschreiten. Die Gesundheitsrisiken für europäische Bürger*innen gegenüber bestimmten Lebensmittel-Kontaminanten lassen sich jedoch auch dann nicht vollständig vermeiden, wenn die vorgeschriebenen Maßnahmen für das Risikomanagement eingehalten werden.

Obwohl zahlreiche potenziell gesundheitsgefährdende chemische Kontaminationen in Lebensmitteln vorhanden sind, ist es nicht möglich, ähnliche Schätzungen für Krankheiten und Todesfälle in der EU anzustellen wie bei mikrobiologisch bedingten Lebensmittelvergiftungen. Dies liegt vor allem daran, dass die gesundheitsschädigenden Wirkungen, die chemische Schadstoffe in der Regel verursachen können, chronisch sind, d. h. aus einer langfristigen, niedrigen Aufnahme (Exposition) über die Nahrung resultieren. Für einige akut wirkende natürliche Gifte wurden in Europa allerdings Ausbrüche beim Menschen aufgrund hoher ernährungsbedingter Expositionen gemeldet. Zu den Verursachern gehören neben Pflanzentoxinen auch marine Biotoxine bzw. Algentoxine, die sich in Muschelfleisch anreichern.

AUF DEM WEG ZUR EXPOSOM-BEWERTUNG

Bei der Bewertung sämtlicher Belastungen, denen ein menschlicher Körper während seines gesamten Lebens ausgesetzt ist, wurde das Konzept des sogenannten *Exposoms* im Jahre 2005 von Christopher Wild, dem damaligen Direktor der Internationalen Agentur für Krebsforschung (IARC), eingeführt. Unter dem Ernährungsexposom von chemischen Substanzen versteht man demnach alle Chemikalien, denen wir während unseres Lebens über die Ernährung ausgesetzt sind. Es ist damit wichtiger Teil der Gesamtexposition, also aller lebenslangen Belastungen durch externe und interne Quellen. Endogene (= im Körper selbst entstehende) menschliche Körperfunktionen wie Stoffwechsel, körpereigene Hormone, oxidativer Stress, Entzündungen, Mikrobiom (= Gesamtheit aller Mikroorganismen) des Darms und Alterung bilden die internen Expositionsquellen. Die große Zahl von externen Quellen umfasst neben anderen Faktoren wie Stress oder soziales Umfeld die Exposition gegenüber Chemikalien und Krankheitserregern in der Ernährung, der Umwelt und am

Arbeitsplatz. Zu diesen exogenen Quellen (= außerhalb des Organismus entstehend) gehören aber auch Lebensgewohnheiten, wie z. B. Rauchen und Alkoholkonsum. Die völlige Aufdeckung des menschlichen Exposoms würde es ermöglichen, einen kausalen Zusammenhang zwischen der Entwicklung nicht übertragbarer Krankheiten (z. B. Krebs) und der Kombination von externen Expositionen herzustellen. Dieser Zusammenhang erklärt auch die Entstehung des englischen Begriffs Exposome, der ein Kofferwort bestehend aus den Wörtern *Exposure* (= Exposition = »Ausgesetztsein«) und *Genome* (= die gesamte genetische Information eines Organismus) ist. Die Exposom-Forschung ist äußerst komplex und aufwendig und wird wohl noch viele Generationen von Wissenschafter*innen beschäftigen. Ein Grund für die Komplexität dieses Themas ist die Beeinflussung der externen Expositionen sowohl durch endogene Körperfunktionen als auch durch unser Genom.

In den nächsten Kapiteln dieses Buches soll der äußerst wichtigen Frage nachgegangen werden, ob Lebensmittel, die in Europa auf unseren Tellern landen, sicher zu essen sind. Es wird ein umfassender Überblick über all jene chemischen Stoffe in der Nahrung gegeben, denen durchschnittliche erwachsene europäische Verbraucher*innen im Laufe ihres Lebens ausgesetzt sind. Gleichermaßen wird im Folgenden diskutiert werden, wie sich diese Exposition auf unsere Gesundheit auswirken könnte und ob sie potenzielle Risiken birgt. Da die Europäische Behörde für Lebensmittel-sicherheit (EFSA) die Risiken bewertet, die von chemischen Substanzen in der Nahrung für die öffentliche Gesundheit in der EU ausgehen können, stützen sich die folgenden Einschätzungen weitgehend auf die verfügbaren wissenschaftlichen Risikobewertungen dieser Institution. Es ist jedoch darauf hinzuweisen, dass es z. B. eine Reihe von natürlichen Toxinen oder Prozesskontaminanten gibt, die von der EFSA noch nicht oder noch nicht vollständig bewertet wurden und deren Exposition ebenfalls Risiken bergen könnte.

DIE TÄGLICHE NAHRUNG IST EINE KOMPLEXE MISCHUNG AUS NÜTZLICHEN UND SCHÄDLICHEN CHEMIKALIEN

Wie bereits erwähnt, sind Lebensmittel ein komplexes Gemisch aus einer Vielzahl von chemischen Substanzen. Sie enthalten nützliche Stoffe (z. B. Makronährstoffe und Mikronährstoffe), aber auch potenziell gefährliche Chemikalien. Zum Zweck der Lebensmittelverfälschung wurden auch schon illegale Stoffe absichtlich zugesetzt, um einen maximalen wirtschaftlichen Gewinn zu erzielen. Viele Chemikalien dürfen bei der Herstellung von Lebensmitteln verwendet werden, sollen aber beim Verzehr nicht in den Lebensmitteln enthalten sein. Dazu gehören Rückstände von Pestiziden und von Tierarzneimitteln. Eine große Menge an Chemikalien, die in Lebensmitteln enthalten sind, haben jedoch keinerlei Nutzen und sind unbeabsichtigt vorhanden. Dazu gehören Umweltschadstoffe und Kontaminanten, die aus der Lebensmittelverarbeitung und -verpackung stammen. Viele Chemikalien kommen auch natürlich in der Umwelt vor, und ihr Auftreten in Lebensmitteln ist nicht beabsichtigt, sondern aufgrund ihres natürlichen Vorkommens unvermeidlich. Zu dieser Gruppe gehören Biotoxine genauso wie natürliche Lebensmittelbestandteile wie Nitrat oder Koffein sowie Arsen in Reis – als Resultat von arsenhaltigen Böden, auf denen in Asien der Nassreisanbau durchgeführt wird.

Während die maximalen Konzentrationen einiger chemischer Schadstoffe in Lebensmitteln seit Langem in der EU reguliert und auch kontrolliert werden (z. B. Nitrat oder Aflatoxine), sind andere Substanzen (z. B. perfluoralkylierte Stoffe, bromierte Flammschutzmittel und bestimmte Mykotoxine) nicht reguliert. Für viele dieser Stoffe sind weitere Überwachungs- und Toxizitätsdaten erforderlich, bevor genaue und verhältnismäßige Risikomanagementmaßnahmen getroffen werden können. Doch selbst wenn bisher vorliegende Daten mit Unsicherheiten behaftet sind, können für diese Schadstoffe Vorsichtsmaßnahmen zum Schutz der öffentlichen Gesundheit ergriffen werden. Da beispielsweise in Europa eine Vielzahl von Fischarten mit sehr unterschiedlichen Methylquecksilberwerten verzehrt wird, erhalten Verbraucher*innen auf nationaler Ebene Ratschläge für einen gesunden Fischkonsum.

DIE BELASTUNG MIT CHEMISCHEN VERUNREINIGUNGEN KANN KRANKHEITEN UND SOGAR KREBS AUSLÖSEN

Gefährliche Chemikalien haben Eigenschaften, die potenziell die menschliche Gesundheit schädigen können – allen voran karzinogene, lebertoxische oder neurotoxische Wirkungen, die das Nervensystem schädigen. Manche Chemikalien sind jedoch toxikologisch wesentlich potenter als andere. Ein und dieselbe Chemikalie kann auch mehrere Gefahren bergen, also z. B. sowohl fortpflanzungsgefährdend als auch krebserregend sein. Der gefährliche Stoff kann sich nur dann nachteilig auf die Gesundheit auswirken, wenn der Mensch ihm in einer Dosis ausgesetzt ist, die hoch genug ist, um schädliche Auswirkungen zu verursachen. *Dosis sola facit venenum!* Zu diesem Schluss kam schon ein gewisser Paracelsus im 16. Jahrhundert. Doch selbst nach Aufnahme von gesundheitsschädlichen Mengen können die zahlreichen biologischen Mechanismen im menschlichen Körper der schädlichen Wirkung entgegenwirken. So wird das wichtigste Gift des Schimmelpilzes, Fusarium, genannt Desoxynivalenol, von der Leber in eine ungiftige wasserlösliche Substanz umgewandelt.

Das geschieht durch die Bindung des Toxins an ein oxidiertes Glucose-Molekül, das über den Urin rasch ausgeschieden werden kann. Aufgrund dieses Entgiftungsmechanismus entwickeln exponierte Personen in der Regel erst ab Überschreitung einer gewissen Dosis negative gesundheitliche Folgen.

Gesundheitliches Risiko wird definiert als »eine Funktion der Wahrscheinlichkeit einer gesundheitsschädlichen Wirkung und der Schwere dieser Wirkung, die sich aus einer Gefahr ergibt«. Das Risiko ist also eine Wahrscheinlichkeit (des Auftretens des unerwünschten Ereignisses) und deshalb wird der Begriff des potenziellen – also des möglichen – Risikos verwendet. Bei einigen Chemikalien ist es jedoch nicht möglich, eine sichere Untergrenze für die Exposition – also für die maximale Belastung mit einer chemischen Substanz – festzulegen, bei der kein potenzielles Risiko besteht. Dabei handelt es sich in der Regel um Schadstoffe, die direkt mit der menschlichen DNA reagieren und Krebs auslösen können. Prominenter Vertreter für eine derartige Substanz ist das Schimmelpilzgift Aflatoxin B_1, das vor allem in Nüssen, Trockenfrüchten und Getreide anzutreffen ist. Im Gegensatz zu dem oben erwähnten Fusarium-Toxin wandelt die Leber das Aflatoxin B_1 fatalerweise zu einem noch reaktionsfähigeren Molekül um. Das so aktivierte Gift dringt danach in den Zellkern ein und bindet dort in der Folge an die DNA, konkret an die DNA-Base Guanin. Bei diesem direkten genotoxischen Mechanismus entstehen die Krebszellen aufgrund der direkten Veränderung der DNA durch die Substanz. Man geht davon aus, dass es dabei keine Schwellendosis gibt und daher selbst geringste Mengen kanzerogen sein können. Da die komplette Eliminierung von krebserregenden Substanzen, die direkt mit der DNA reagieren, meist nicht möglich ist, gilt daher die Minimierung des Gesundheitsrisikos durch diese Gifte als oberstes Ziel. Dieses Minimierungsgebot wird in der Fachsprache als ALARA-Prinzip (As Low As Reasonably Achievable) bezeichnet. Die Substanz soll sich demnach »so niedrig wie vernünftigerweise erreichbar« im Lebensmittel befinden. Derzeit wird der z. B. gültige gesetzliche Grenzwert von 2 Mikrogramm Aflatoxin B_1 pro Kilogramm Erdnuss – das entspricht einem Massenanteil von zwei zu einer Milliarde – als technologisch erreichbar angesehen. Im Englischen spricht man von 2 parts per billion bzw. abgekürzt 2 ppb. Das klingt sehr wenig. Aber wie kann man sich diese Dimension vorstellen? Wer gerne ins Wiener Stadthallenbad geht, könnte dort beim nächsten Besuch 2 Stück Würfelzucker auflösen, das entspricht einem Gehalt von 6 Gramm Zucker im drei Millionen Liter Wasser fassenden Becken. So würde der Badegast eine Konzentration von 2 ppb Zuckermolekülen in diesem Schwimmbecken schaffen. Die entspräche dann tatsächlich der geltenden Grenzwertkonzentration für Aflatoxine in Erdnüssen. Diese unglaublich niedrige Konzentration ist mit empfindlichen analytischen Methoden auch gut nachweisbar. Jeder, der chemische Grundkenntnisse besitzt und sich mit Mengenangaben in Mol auskennt, kann sich leicht ausrechnen, dass man beim Verzehr von ca. 100 Gramm Erdnüssen mit einem Aflatoxin-Gehalt von 2 ppb die unglaubliche Anzahl von rund einer Billiarde – das ist eine Zahl mit 15 Nullen – von diesen Giftmolekülen aufnimmt. Noch schlimmer: Jedes einzelne dieser Aflatoxin-Moleküle kann potenziell mit der DNA reagieren, was bei der nächsten DNA-Verdopplung (Replikation) zu Ablesefehlern und als Folge zu einer Mutation führen kann, die zu Leberkrebs führt. Ein gesunder Körper kann diesen modifizierten, potenziell gefährlichen DNA-Abschnitt allerdings erkennen und mittels körpereigener Enzyme wieder aus der DNA herausschneiden und wiederum über den Urin ausscheiden, sodass kein Krebs entsteht.

Woher wissen wir das alles? Nun, wenn jemand Aflatoxin-kontaminierte Nüsse gegessen hat, dann können analytische Chemiker*innen mittels Massenspektrometrie diesen aus der DNA herausgeschnittenen DNA-Guanin-Gift-Abschnitt – also das Entgiftungsprodukt – im Urin dieser Person nachweisen. Es stehen uns also zahlreiche biochemische Mechanismen zur Verfügung, die selbst »chirurgische Entfernungen«, wie das Herausschneiden von bereits an die DNA angedockten Giften, bewerkstelligen können. Wenn ein Entgiftungsmechanismus versagt oder unvollständig abläuft, kann allerdings Krebs entstehen. Nicht zu vergessen sind in diesem Zusammenhang jedoch die zahlreichen Immunzellen, die ebenfalls am Kampf gegen Krebs beteiligt sind. Sie suchen ständig nach Hinweisen für gefährliche Mutationen in Geweben und beseitigen die veränderten Zellen meist sofort. Mit Ausnahme von Kleinkindern haben wir offenbar eine erstaunlich hohe Toleranz gegenüber Karzinogenen, sonst würden wir Menschen noch viel häufiger an Krebs erkranken. Denn die menschliche DNA wird durch die kontinuierliche Exposition gegenüber kanzerogenen Substanzen oder durch UV-Strahlung andauernd geschädigt.

Es gibt aber auch indirekte genotoxische Mechanismen, bei denen die Substanz nicht direkt mit der DNA reagiert. In diesem Fall verändert das Gift die DNA oder die Chromosomen auf andere Weise, z. B. durch Erzeugung von oxidativem Stress, der zur Bildung reaktiver Sauerstoffgruppen führt, die dann die DNA verändern könnten. Es wird davon ausgegangen, dass derartige Prozesse eine Schwellendosis haben, unter der die Substanz nicht krebserregend ist. Interessant ist, dass die Einstufung der Karzinogenität eines Stoffes auf der Stärke der Beweislage beim Menschen basiert und nicht auf der krebserregenden Potenz des Stoffes. Die IARC bezeichnet Stoffe der Gruppe 1 als »krebserzeugend für den Menschen«. Für diese Substanzen gibt es die meisten und ausreichende Beweise für deren Karzinogenität.

Es sei hier betont, dass bei den IARC-Einstufungen nur die Gefahren bewertet werden. Die Exposition gegenüber diesen Stoffen wird nicht berechnet, und daher werden die potenziellen Risiken nicht bewertet.

Fazit: Giftstoffe in unserem Essen können also sogar Krebs auslösen. Je nach Substanz können entweder DNA-reaktive oder weniger toxische Stoffwechselprodukte gebildet werden, die zu einem erhöhten oder verringerten Krebsrisiko führen können. Sehr häufig wird eine Krebserkrankung allerdings durch zufällige Mutationen, die auch unabhängig von Umweltbedingungen stattfinden können, ausgelöst. Die gute Nachricht ist: Wir Menschen sind hochwirksame Entgiftungsmaschinen, die viele chemische Stoffe effizient verstoffwechseln und ausscheiden können – und zwar selbst dann, wenn wir uns keiner teuren Entgiftungskur unterziehen!

WIR SIND UNTERSCHIEDLICHEN MISCHUNGEN VON CHEMISCHEN STOFFEN IN DER NAHRUNG AUSGESETZT

Was und wie viel wir essen, hängt von unseren individuellen Bedürfnissen ab. Dabei spielen Alter, Geschlecht, körperliche Aktivität und Lebensstil, kultureller Hintergrund, Verfügbarkeit der Lebensmittel und die Ernährungsgewohnheiten eine große Rolle. In jedem Fall sind Verbraucher*innen an jedem Tag einer großen Mischung aus nützlichen Chemikalien und solchen, die absichtlich oder unabsichtlich in den Lebensmitteln enthalten sind, ausgesetzt. Da jene Lebensmittel, die in der täglichen Ernährung enthalten sind, sehr variabel sind, variiert auch die Exposition gegenüber verschiedenen Lebensmittelchemikalien stark. Einige Menschen konsumieren beispielsweise viel Fisch und Meeresfrüchte, während andere diese nie essen. Der typische europäische Fischkonsument mit bis zu vier Portionen Fisch pro Woche, ist hohen Mengen an gesundheitsfördernden Substanzen in Fisch ausgesetzt, gleichzeitig aber möglicherweise auch hohen Mengen an bestimmten Schadstoffen wie Methylquecksilber. Doch selbst begeisterte Fischkonsument*innen essen nicht immer dieselbe Fischart, und da verschiedene Fischarten mit ganz unterschiedlichen chemischen Substanzen in unterschiedlichen Mengen kontaminiert sind, schwankt die Exposition im Laufe der Zeit. Auch in diesem Zusammenhang wird klar, dass eine variantenreiche Nahrung von Vorteil ist.

Aufgrund der zumeist geringen Konzentrationen an Schadstoffen in Lebensmitteln ist in Europa aber vor allem die Menge der verzehrten Lebensmittel und nicht die Menge der chemischen Substanzen ausschlaggebend für die Schadstoffbelastung. Allerdings sind auch die Mengen und Kategorien der verzehrten Lebensmittel sehr unterschiedlich. Die ernährungsbedingte Belastung mit Chemikalien ist in der Regel bei Kindern am höchsten, und zwar zwei- bis dreimal höher als bei Erwachsenen, was vor allem auf deren höheren Lebensmittelkonsum im Verhältnis zum Körpergewicht zurückzuführen ist. Die Menge einer Substanz, die über die gesamte Lebenszeit täglich aufgenommen werden kann, ohne einen gesundheitlichen Schaden befürchten zu müssen, bezeichnet man als Tolerierbare tägliche Aufnahmemenge (Tolerable Daily Intake – TDI). Diese maximal tolerierbare aufgenommene Menge einer Substanz bezieht sich jedoch nicht nur auf die Menge pro Tag, sondern auch auf die aufgenommene Menge pro Kilogramm Körpergewicht. Bei gleicher Schadstoffaufnahme stellen Kinder daher die gefährdetste Verbrauchergruppe dar. Auch die Entwicklung der Organsysteme ist bei Kindern noch nicht abgeschlossen, und erst später auftretende chronische Krankheiten sind zudem nicht ausgeschlossen.

Es sei jedoch angemerkt, dass die gesamte Menge an Chemikalien, der Verbraucher*innen ausgesetzt sind, nicht unbedingt für den Körper bioverfügbar sind. Neben den chemischen Eigenschaften und der Dosis hängt die Bioverfügbarkeit von Chemikalien nämlich von vielen anderen Faktoren wie Geschlecht, Verdauungszustand, Ernährung, Alter und individuellen genetischen Unterschieden ab. Bevor eine Chemikalie eine positive oder negative Wirkung hervorrufen kann, muss diese vom Magen-Darm-Trakt absorbiert werden und eine innere Exposition im Körper verursachen. So werden beispielsweise fast alle aufgenommenen anorganischen Arsen- oder Acrylamidmengen vom Menschen absorbiert, während nur 50% des Dioxins TCDD und 3–5% des Schimmelpilzgiftes Fumonisin B_1 absorbiert werden. Nach der Aufnahme wird die Chemikalie auf die Organe verteilt, verstoffwechselt und je nach Dosis ausgeschieden. Anorganisches Arsen, Acrylamid und das Mykotoxin Fumonisin B_1 werden unabhängig von deren unterschiedlicher Bioverfügbarkeit bereits innerhalb eines Tages ohne Anreicherung ausgeschieden. Die schwer abbaubaren wasserunlöslichen Dioxine reichern sich jedoch im Fettgewebe des Körpers an.

Ein Bereich, über den wir leider noch sehr wenig wissen, ist die Exposition gegenüber Chemikaliengemischen. Diese kann zu kombinierten toxikologischen Effekten führen. Die Wirkung kann nämlich additiv (1+1=2), synergistisch (1+1= z.B. 3) oder antagonistisch (1+1= z.B. 1,5) sein. Die beobachteten Wirkungen hängen von den toxischen Eigenschaften der verschiedenen Chemikalien, der Zusammensetzung des Gemischs mit diesen Chemikalien und ihrer Menge bzw. Konzentration über einen bestimmten Zeitraum ab. Da die Kombinationen dieser Faktoren zahllos sind, sind auch die von Chemikalienmischungen ausgehenden Risiken schwer abschätzbar. Die Europäische Behörde für Lebensmittelsicherheit gab aber bereits erste Empfehlungen ab, wie mit solchen Cocktails an Schadstoffen umzugehen ist.

GESUNDHEITLICHE VORTEILE UND RISIKEN VON PFLANZLICHEN UND TIERISCHEN LEBENSMITTELN

Trotz der Fokussierung dieses Buches auf potenziell vorhandene chemische Giftstoffe in unserem Essen sollen hier die Vorteile und Risiken der Lebensmittel selbst nicht außer Acht gelassen werden. So gilt der Verzehr großer Mengen an *Gemüse und Obst* als vorteilhaft und ist wichtiger Bestandteil einer ausgewogenen, gesunden Ernährung. Gemüse und Obst liefern viele biologisch aktive Substanzen und Nährstoffe wie Vitamine, Mineralien, Flavonoide, Carotinoide, Ballaststoffe und Proteine. Gemüse und Obst sind wichtig für das Gewichtsmanagement und können das Risiko für eine Reihe von nicht übertragbaren Krankheiten senken. Der Verzehr bestimmter Gemüse- und Obstsorten kann jedoch aufgrund der Exposition gegenüber Allergenen oder antinutritive Substanzen (Anti-Nährstoffe) negative Auswirkungen auf die Gesundheit haben. Letztere sind Stoffe, die eine Verwertung der mit dem Essen aufgenommenen Nährstoffe einschränken. Dazu gehören u. a. die Lektine in Hülsenfrüchten (Bohnen, Erdnüsse, Sojabohnen), aber auch in Vollkornprodukten, die die Aufnahme von Kalzium, Eisen, Phosphor und Zink beeinträchtigen können.

In vielen Ländern und insbesondere in der EU ist *Getreide* der Kern der menschlichen Ernährung und ein wesentlicher Bestandteil unseres täglichen Essens. Es enthält wichtige Energiequellen und eine breite Palette an Nährstoffen. Getreide ist zudem fettarm und enthält ungesättigte Fettsäuren, die bei der Gewichtskontrolle von Vorteil sind. Ihre Ballaststoffe sind wichtig für die Aufrechterhaltung des Verdauungssystems. Ein hoher Ballaststoffanteil kann auch vor der Entwicklung nicht übertragbarer Krankheiten schützen. Getreide enthält jedoch auch Allergene, und Gluten kann bekanntermaßen Zöliakie auslösen.

Unabhängig von den bekannten positiven Effekten einer vegetarischen Ernährung muss im Rahmen der Diskussion über die gesundheitlichen Vorteile und Risiken festgehalten werden, dass *tierische Lebensmittel* weiterhin wichtiger Bestandteile der menschlichen Ernährung und Quellen für Eiweiß, Vitamine und Mineralstoffe sind. Fisch und Meeresfrüchte enthalten Mikronährstoffe wie Vitamin D, das für eine effiziente Kalziumaufnahme und eine normale Knochenmineralisierung erforderlich ist. Fisch ist außerdem reich an essenziellen langkettigen mehrfach ungesättigten Omega-3-Fettsäuren, die anerkanntermaßen die Risikofaktoren für Herz-Kreislauf-Erkrankungen reduzieren. Etwa ein bis zwei Portionen Fisch und Meeresfrüchte pro Woche wurden mit einem geringeren Sterblichkeitsrisiko durch koronare Herzkrankheiten bei Erwachsenen in Verbindung gebracht. Diese Fettsäuren in Fisch können auch den negativen Folgen der Methylquecksilberexposition beim Menschen entgegenwirken. Fisch und Meeresfrüchte können jedoch auch Lebensmittelallergien auslösen.

Der Verzehr von *rotem Fleisch* hat in letzter Zeit aufgrund seiner Einstufung als »wahrscheinlich krebserregend für den Menschen« (IARC Gruppe 2A) und anderer negativer gesundheitlicher Auswirkungen viel Aufmerksamkeit erhalten. Rotes Fleisch ist jedoch eine wichtige natürliche Quelle für Vitamin B$_{12}$ und andere B-Vitamine sowie Mineralstoffe. Die menschliche Bioverfügbarkeit von Mineralien ist in rotem Fleisch zudem höher als in pflanzlichen Lebensmitteln. Verarbeitetes Fleisch (z.B. Schinken oder Wurst) wurde sogar als »krebserregend für den Menschen« (IARC Gruppe 1) eingestuft. Da mehrere Chemikalien in Fleisch, von denen viele beim Kochen oder Verarbeiten entstehen, potenziell Krebs auslösen können, kann die Karzinogenität nicht mit einer bestimmten Substanz in Fleisch in Verbindung gebracht werden. Zu diesen chemischen Substanzen zählen der Eisen-Protein-Komplex Häm-Eisen, *N*-Nitroso-Verbindungen, heterozyklische aromatische Amine und PAKs. Es sind vermutlich Mischungen von Chemikalien und Lebensmittelbestandteilen, die für die krebserregenden Effekte verantwortlich sind. Für den Verzehr von rotem Fleisch gibt es bis dato keine umfassende Risiko-(und Nutzen-)Bewertung. Kürzlich wurde jedoch herausgefunden, dass die Risiken für kardiovaskuläre Krankheiten, die mit einem hohen Verzehr von rotem Fleisch bzw. von verarbeitetem rotem Fleisch verbunden sind, offenbar auf mehrere Bestandteile im Fleisch zurückzuführen sind. Dazu gehören z. B. gesättigtes Fett und Karzinogene, die durch Hitze entstehen. Ein ähnlicher Zusammenhang wurde für weißes Fleisch (Geflügel und Fisch) nicht beobachtet. Daher kamen einige Studien zum Schluss, dass es vorteilhaft ist, weniger rotes Fleisch zu essen.

TEIL 2:
CHEMISCHE
LEBENSMITTELKONTAMINANTEN
IM SCHEINWERFERLICHT

RISIKEN DURCH SCHIMMELPILZGIFTE
(MYKOTOXINE)

Natürliche Toxine bzw. Biotoxine werden von lebenden Organismen produziert. Ihre Strukturen reichen von kleinen Molekülen bis hin zu großen, komplizierten chemischen Verbindungen. Eine wichtige Klasse von natürlichen Toxinen in der Landwirtschaft bilden Schimmelpilzgifte – die sogenannten Mykotoxine. Das sind giftige sekundäre Stoffwechselprodukte (Metaboliten), die von Schimmelpilzen nicht nur im Marmeladenglas, sondern vor allem auf Nutzpflanzen auf dem Feld oder während unsachgemäßer, feuchter Lagerung gebildet werden können. Es wird geschätzt, dass es mindestens 100.000 Pilzstämme gibt, die über 200.000 verschiedene sekundäre Metaboliten produzieren können, von denen bis dato über 300 auch als Mykotoxine identifiziert wurden. Mindestens 20.000 Mykotoxine werden aber vermutet, von denen laut derzeitigem Wissensstand etwa 20 häufig in Lebens- und Futtermitteln vorkommen.

Genauso wie Schimmelpilze produzieren Nutzpflanzen unter Normalbedingungen vorwiegend lebenswichtige Stoffe, wie Aminosäuren, Kohlenhydrate oder Fette. Da weder Pflanzen noch Pilze vor Gefahren wie negativen Umwelteinflüssen oder Nahrungsmangel davonlaufen können, schalten diese in Stresssituationen auf den sekundären Metabolismus um, der es ihnen ermöglicht, eine Fülle von weiteren Stoffwechselprodukten zu produzieren, um auf widrige Bedingungen reagieren zu können. Eine derartige Notsituation tritt auch zur Vollblüte der Nutzpflanze ein. In dieser Periode ist die Pflanze besonders widerstandsfähig. In der Folge können die Schimmelpilze z. B. der Gattungen *Fusarium*, *Aspergillus* oder *Penicillium* nicht mehr ausreichend viele Nährstoffe von ihrem Wirt, also der befallenen Nutzpflanze, beziehen. Daher schalten die Pilze auf den sekundären Stoffwechsel um und bilden dabei unter anderem die Mykotoxine. Diese als Giftpfeile fungierenden sekundären Metaboliten können etwa Schädlinge abwehren oder ihren Wirt schwächen, um aus diesem wiederum die nötigen Nährstoffe gewinnen zu können. Das Unangenehme für uns ist dabei die Tatsache, dass die Mykotoxine nicht nur die Gesundheit der Pflanze, sondern auch die von Mensch und Tier schädigen können. Das Spektrum der gesundheitlichen Beeinträchtigungen reicht von Übelkeit, Erbrechen, Gewichtsverlust bis hin zu Unfruchtbarkeit und Leberkrebs. Zudem verursachen Mykotoxine erhebliche wirtschaftliche Verluste in der Landwirtschaft. Ernteverluste und die Auswirkungen vor allem auf die Tiergesundheit kosten laut Einschätzungen von Expert*innen in einem durchschnittlichen Jahr ca. 1,5 Milliarden Euro alleine in Europa.

VOM AFLATOXIN ZU VIELEN ANDEREN MYKOTOXINEN

Die bekannteste Gruppe an Mykotoxinen sind zweifelsohne die *Aflatoxine*. Diese werden von Aspergillus-Pilzen gebildet und wachsen in Europa typischerweise in südlichen Klimazonen auf Kulturpflanzen. Die Entdeckung der Aflatoxine Anfang der sechziger Jahre kann als offizielle Geburtsstunde der Wahrnehmung von Mykotoxinen in Lebensmitteln betrachtet werden. Damals verendeten in England kurz vor Thanksgiving mehr als 100.000 junge Puten, nachdem diesen verschimmelter Erdnussschrot aus Brasilien verfüttert worden war. Die intensive Suche nach den giftigen Substanzen führte schließlich zur Entdeckung der Aflatoxine, die nach ihrem ersten bekannten Produzenten, nämlich *Aspergillus flavus* benannt wurden. Mittlerweile sind mehrere Aflatoxine bekannt, aber Aflatoxin B_1 ist das toxikologisch und landwirtschaftlich relevanteste Pilzgift. Eine chronische ernährungsbedingte Exposition gegenüber Aflatoxinen wird mit Leberkrebs beim Menschen in Verbindung gebracht. Diese Biotoxine gehören zu den stärksten mutagenen und karzinogenen Substanzen, die wir kennen. Die IARC hat Aflatoxin B_1 und natürliche Aflatoxinmischungen als »krebserregend für den Menschen« (Gruppe 1) eingestuft. Obwohl Aflatoxine in Europa offenbar nur eine geringe Rolle bei der Entstehung von Leberkrebs spielen, stellt ihre chronische Exposition über die Nahrung dennoch ein potenzielles Risiko für die Europäer*innen dar, und zwar selbst dann, wenn die europäischen Grenzwerte für die maximale Konzentration von Aflatoxinen in Lebensmitteln eingehalten werden. Obwohl Aflatoxine in Europa am häufigsten in importierten Nüssen und Trockenfrüchten nachgewiesen werden, tragen Lebensmittel auf Weizenbasis am meisten zur Belastung der Europäer*innen mit Aflatoxinen und anderen Mykotoxinen bei. Dies ist der Tatsache geschuldet, dass Getreideerzeugnisse die wichtigste Nahrungsquelle für Europäer*innen darstellen.

In europäischen Lebensmitteln findet man am häufigsten Mykotoxine, die von Schimmelpilzen der Gattung *Fusarium* gebildet werden. Unter den in Europa meist moderaten klimatischen Verhältnissen wachsen diese sogenannten Fusarienpilze häufig auf Getreide und bilden dort eine Vielfalt von giftigen Stoffwechselprodukten mit unaussprechlichen Namen. Allen voran gehören dazu die Mykotoxine *Desoxynivalenol, T-2-Toxin, HT-2-Toxin, Zearalenon* und die *Fumonisine.* Zudem sind eine Reihe von Substanzen mit ähnlicher Grundstruktur bekannt, zu denen auch die maskierten Mykotoxine gehören. Letztere werden von resistenten Nutzpflanzen gebildet, die Mykotoxine, z.B. durch die

Bindung an ein Glucose-Molekül, entgiften können. Desoxynivalenol, das früher auch als Vomitoxin bezeichnet wurde, weil es in hohen Dosen auch zu Erbrechen führt, ist das weltweit am weitesten verbreitete Fusarientoxin. Es wurde übrigens 1978 vom Österreicher Dr. Hans Lew erstmalig in einem europäischen Labor nachgewiesen, nachdem dieses Mykotoxin Anfang der siebziger Jahre von Prof. Takumi Yoshizawa in Japan entdeckt worden war. Die chronische ernährungsbedingte Exposition gegenüber Desoxynivalenol stellt derzeit allerdings kein Gesundheitsrisiko für erwachsene Durchschnittsverbraucher*innen in Europa dar, während junge Konsument*innen einem potenziellen Risiko ausgesetzt sind.

Ähnlich verhält es sich mit den Expositionen gegenüber den Mykotoxinen T-2- und HT-2-Toxin, Zearalenon sowie den Fumonisinen. Die Belastung mit Fumonisinen, die erstmalig in Südafrika entdeckt wurden, erfolgt vorwiegend durch Lebensmittel auf Maisbasis. In europäischen Ländern stellen jedoch Lebensmittel auf Weizenbasis die Hauptquelle für die Exposition des Menschen dar. Fusarientoxine sind allerdings thermisch recht stabil. Daher kann der Mykotoxingehalt beim Backen von Keksen oder Brot nur geringfügig reduziert werden, wie auch unsere eigenen Studien gezeigt haben. Durch Reinigung und Auswahl der geernteten Getreidekörner kann der Mykotoxingehalt aber verringert werden.

Desoxynivalenol führt schon bei niedrigerer Belastung zu immunologischen Beeinträchtigungen und bei Tieren außerdem zu verringerter Gewichtszunahme, wie ebenfalls in Studien beobachtet wurde. Auch T-2- und HT-2-Toxin haben immunschwächende Wirkung. Eine Besonderheit stellt das Mykotoxin Zearalenon mit seinen Metaboliten dar. Diese Schimmelpilzgifte sind hormonaktive Substanzen. Das sind Stoffe, die, wenn sie in den Körper gelangen, bereits in geringsten Mengen durch Veränderung des Hormonsystems die Gesundheit schädigen können. Sie werden als endokrine Disruptoren bezeichnet und führen zur Unfruchtbarkeit von Nutztieren. Die chronische Exposition gegenüber *Fumonisinen* wirkt sich bei Tieren nachteilig auf Niere und Leber aus. Die IARC hat Fumonisin B$_1$ als »möglicherweise krebserregend für den Menschen« (Gruppe 2B) eingestuft. Fumonisine reagieren aber nicht direkt mit der DNA. Es wurde vermutet, dass die ernährungsbedingte Exposition gegenüber Fumonisinen beim Menschen Krebs auslöst, ein kausaler Zusammenhang wurde jedoch nicht bestätigt.

Ein weiteres Mykotoxin, das häufig in Europa vorkommt, ist *Ochratoxin A*. Dieses wird von den Pilzen der Gattungen *Penicillium* und *Aspergillus* produziert. Hauptquellen der Exposition sind Lebensmittel auf Getreidebasis, Wein, Fruchtsaft und Kaffee. Obwohl die IARC Ochratoxin A als »möglicherweise krebserregend für den Menschen« (Gruppe 2B) eingestuft hat, stellt die langfristige ernährungsbedingte Exposition gegenüber diesem Schimmelpilzgift auf Basis des derzeitigen Wissensstands kein potenzielles Risiko für durchschnittliche erwachsene Verbraucher*innen in Europa dar. Die Kausalität entzündlicher Nierenerkrankungen mit der ernährungsbedingten Exposition gegenüber Ochratoxin A wurde vermutet, aber nicht nachgewiesen. Die EFSA nimmt derzeit eine Neubewertung der Risiken vor, die sich aus der Ochratoxin-A-Exposition über die Nahrung ergeben.

Alternaria-Toxine gehören zu Mykotoxinen, die von Schimmelpilzen der Gattung *Alternaria* gebildet werden. *Alternaria* bevorzugen hohe Temperaturen und Feuchtigkeit. Aufgrund des Klimawandels ist diese Pilzkrankheit mittlerweile zunehmend in Mitteleuropa anzutreffen, etwa in einigen Gebieten Südtirols. Alternaria verursachen vor allem Pflanzenkrankheiten, die an den graubraunen Flecken z. B. im Obstbau erkennbar sind. Sie bilden jedoch auch Toxine, die teilweise genotoxisch wirken. Die chronische ernährungsbedingte Exposition gegenüber Alternaria-Toxinen sowie gegenüber zwölf verschiedenen Mutterkornalkaloiden und Nivalenol stellt für europäische Durchschnittsverbraucher*innen in keinem Alter ein potenzielles Risiko dar, während die Exposition gegenüber dem besonders kleinen Mykotoxin-Molekül *Moniliformin* ein geringes Gesundheitsrisiko darstellt.

Wie schon weiter oben angemerkt, gibt es noch eine

Vielzahl von weiteren, wenngleich weniger verbreiteten Mykotoxinen, die in zumeist geringen Konzentrationen in Lebensmitteln vorkommen können. Hochempfindliche Analysemethoden tragen dazu bei, dass immer mehr und auch neuartige Mykotoxine entdeckt werden, allen voran die bereits erwähnten maskierten Mykotoxine, aber auch »exotischere« Substanzen wie Enniatine. All diese Metaboliten haben einen Anteil an der Gesamtexposition europäischer Konsument*innen gegenüber Mykotoxinen. Aufgrund der unzureichenden Datenlage kann derzeit allerdings keine fundierte bzw. sichere Risikobewertung durchgeführt werden. Dazu gehören das Sterigmatocystin, das seinen Biosyntheseweg mit Aflatoxinen teilt und das im Tierversuch krebserregend war, und auch Citrinin, das ebenfalls karzinogene Eigenschaften besitzt. Dessen Vorkommen in europäischen Lebensmitteln ist jedoch gering, was auf eine geringe ernährungsbedingte Exposition schließen lässt. Zweideutige Daten gibt es auch zur Toxizität von Beauvericin und Enniatinen. Das sind ionophore Substanzen, die also die Fähigkeit besitzen, selektiv Kalium-Ionen durch biologische Membranen zu transportieren. Die vorliegenden Risikobewertungen sind nicht gesichert, aber ihr häufiges Vorkommen und die daraus resultierende Belastung von Lebensmitteln lässt auf ein potenzielles Gesundheitsrisiko für durchschnittliche europäische Verbraucher*innen schließen.

RISIKEN DURCH PFLANZENTOXINE UND ANDERE NATÜRLICHE PFLANZENINHALTSSTOFFE

Zu den sekundären Stoffwechselprodukten gehören auch die Pflanzentoxine. Diese werden nicht von Schädlingen, wie z. B. einem Schimmelpilz, sondern von der Pflanze selbst gebildet. Einige Gruppen von Pflanzentoxinen, die Nutzpflanzen und pflanzliche Lebensmittel kontaminieren, bestehen aus Hunderten von Einzelsubstanzen mit strukturellen bzw. funktionellen Ähnlichkeiten. Dazu gehören etwa die Pyrrolizidinalkaloide, die sich als Kontaminanten etwa in Tee oder Honig wiederfinden.

PYRROLIZIDINALKALOIDE UND TROPANALKALOIDE

Pyrrolizidinalkaloide stellen eine große Gruppe von Substanzen dar, die vor allem von Pflanzen, wie zum Beispiel dem Jakobskreuzkraut oder dem Gemeinen Greiskraut, gebildet werden. Diese Verbindungen werden vermutlich vor allem zum Schutz vor Fraßfeinden von den Pflanzen produziert. Aber auch so mancher Raupe haben Pyrrolizidinalkaloide wohl schon das Leben gerettet, da diese durch das Verspeisen von kontaminierten, stinkenden Pflanzen für ihre Feinde ungenießbar werden. Bislang sind etwa 600 Pyrrolizidinalkaloide bekannt, wobei nach derzeitigem Wissensstand nur etwa 30 für die Lebens- und Futtermittelsicherheit von Bedeutung sind. Vor einigen Jahren wurden in Kräutertee hohe Gehalte dieser Pflanzentoxine nachgewiesen. Auch in bestimmten Honigsorten wurden erhöhte Gehalte dieser Verbindungen gefunden. Ferner können Blattsalate und Kräuter bzw. Gewürze mit Pyrrolizidinalkaloid-haltigem Greis- oder Kreuzkraut verunreinigt sein.

Die chronische ernährungsbedingte Exposition gegenüber diesen Alkaloiden stellt ein potenzielles Risiko für europäische Durchschnittsverbraucher*innen jedes Alters dar, insbesondere für häufige Konsument*innen von Tee bzw. Kräutertee und Honig. Es ist bekannt, dass eine sehr hohe ernährungsbedingte Exposition gegenüber Pyrrolizidinalkaloiden akute Lebervergiftungen beim Menschen auslösen und in der Folge auch zum Tod führen kann. Für europäische Verbraucher*innen ist dieses potenzielle Risiko jedoch gering. Einige Pyrrolizidinalkaloide hat die IARC als »möglicherweise krebserregend für den Menschen« (Gruppe 2B) eingestuft.

Tropanalkaloide sind ebenfalls natürliche Pflanzeninhaltsstoffe, die in einer Vielzahl von Pflanzen vorkommen, vor allem in Nachtschattengewächsen wie z. B. dem Stechapfel und der Tollkirsche. Bis dato sind mehr als 200 unterschiedliche Tropanalkaloide bekannt, die von Pflanzen gebildet werden, um sich ebenfalls vor Fraßfeinden wie z. B. Insekten zu schützen. Pflanzen wie etwa der Stechapfel wachsen auch in Getreidefeldern. Daher gelangen diese Fremdsamen – und damit auch die Tropanalkaloide – bei der Ernte in Getreideerzeugnisse. In der Landwirtschaft ist man daher bestrebt, diese Fremdpflanzen auf dem Acker zu vermeiden.

Von den über 200 Tropanalkaloiden sind nur wenige genauer untersucht worden, obwohl diese von einigen Lebensmittelpflanzen wie z. B. Kartoffeln produziert werden. Eine ernährungsbedingte Exposition gegenüber diesen Alkaloiden wirkt sich akut auf den Menschen aus und kann neurologische Folgen haben. Aus der jüngsten europaweiten Erhebung geht hervor, dass viele Tropanalkaloide in einer Reihe von Lebensmitteln enthalten sind, einige davon in hohen Mengen. Dies deutet darauf hin, dass neben Kindern auch durchschnittliche Verbraucher*innen einem potenziellen Risiko ausgesetzt sind.

ERUCASÄURE UND CYANOGENE GLYKOSIDE

Erucasäure kommt in pflanzlichen Ölen und Fetten vor. Sie ist natürlicher Bestandteil von Pflanzensamen von Kreuzblütlern wie Raps und Senf, wo sie in hohen Mengen enthalten sein kann. Chemisch ist diese Substanz eine langkettige, einfach ungesättigte Omega-9-Fettsäure. Hohe Gehalte von Erucasäure in Lebensmitteln können die Gesundheit beeinträchtigen und zur Verfettung des Herzens führen. Erucasäure stellt derzeit allerdings kein potenzielles Risiko für europäische Durchschnittsverbraucher*innen jedes Alters dar.

Bei *cyanogenen Glykosiden* handelt es sich um weitverbreitete Pflanzengifte, die aus jeweils einem Alkohol- und einem Kohlenhydrat-(Zucker-)Molekül aufgebaut sind, die zusätzlich eine Cyanid-Gruppe tragen. In dieser Form ist die Verbindung nicht toxisch. Bei der enzymatischen Spaltung entsteht daraus u. a. der giftige Cyanwasserstoff HCN, auch Blausäure genannt (daher die Bezeichnung cyanogen). Der Abbau zu Blausäure erfolgt zunächst durch ein Enzym, das den entsprechenden Zucker – meist Glucose – abspaltet. In diesem Zusammenhang seien insbesondere das Amygdalin aus Bittermandeln und Aprikosenkernen erwähnt. Beim Kauen und Mahlen von rohen Aprikosenkernen wird so Cyanid aus cyanogenen Glykosiden freigesetzt. Bei Kleinkindern kann bereits ein kleiner Kern Auswirkungen haben, während Erwachsene entweder drei kleine Kerne oder weniger als die Hälfte eines großen Kerns sicher verzehren können. Die Exposition gegenüber Cyanid beim Menschen kann zu einer hohen akuten Toxizität und sogar zum Tod führen. Die Daten über die chronische Toxizität von Cyanid reichen allerdings nicht aus, um festzustellen, ob ein potenzielles Risiko für die Verbraucher*innen in der EU-Bevölkerung besteht.

Nitrat ist eine natürlich vorkommende Substanz und ein zugelassener Lebensmittelzusatzstoff. Für die meisten Pflanzen ist Nitrat ein Nährstoff und ein wichtiger Wachstumsfaktor. Es wird über die Wurzeln aus dem Boden aufgenommen und hilft beim Aufbau von Proteinen und Nukleinsäuren. Um ein optimales Pflanzenwachstum zu ermöglichen, muss die intensive Landwirtschaft durch Düngemaßnahmen laufend für Stickstoffnachschub im Boden sorgen, was zu höheren Nitratgehalten in Grundwasser und Boden führt. Das Nitrat gelangt danach über die Wurzeln der Nutzpflanzen in unsere Lebensmittel. Der Nitratgehalt in Pflanzen ist jedoch nicht allein von der Düngung abhängig. Es gibt Gemüsesorten, die Nitrat speichern, während andere Sorten nur wenig zur Anreicherung neigen. Vor allem Blatt- und Wurzelgemüse wie Kopfsalat, Feldsalat, Spinat, Rettich, Radieschen und ganz besonders Rucola können hohe Nitratkonzentrationen aufweisen. Fruchtgemüse wie Tomaten, Paprika, Gurken, Bohnen oder Erbsen, aber auch Obst enthalten hingegen nur relativ wenig Nitrat.

Unter Berücksichtigung aller Expositionsquellen für Nitrat in der Nahrung bestehen für europäische Durchschnittsverbraucher*innen keine gesundheitlichen Bedenken. Kinder können jedoch einem potenziellen Risiko ausgesetzt sein. Gemüse und Lebensmittel auf pflanzlicher Basis tragen am meisten zur Exposition bei. 5 % entfallen auf Lebensmittelzusatzstoffe. Die thermische Verarbeitung von Lebensmitteln, Waschen und Schälen reduzieren die Nitratgehalte am meisten. Die Toxizität von Nitrat ist relativ gering, aber die Exposition gegenüber seinen Metaboliten und Reaktionsprodukten wie z. B. Nitrit und N-Nitroso-Verbindungen kann sich negativ auf die Gesundheit auswirken. Im menschlichen Mund wandelt der Speichel nämlich Nitrat in Nitrit um, das sogenannte N-Nitroso-Verbindungen bilden kann, von denen viele krebserregend sind. Die erzeugten Mengen sind jedoch gesundheitlich wenig bedenklich.

RISIKEN DURCH
MARINE BIOTOXINE

In den Weltmeeren existieren etwa 5000 verschiedene Algenarten, von denen rund 300 in so hohen Konzentrationen auftreten können, dass sie sogar größere Gewässer – z. B. tiefrot – verfärben. Ein geringer Anteil der Algenarten ist zudem vor allem in der Vollblüte in der Lage, verschiedene Gruppen an giftigen sekundären Stoffwechselprodukten – sogenannte marine Biotoxine – zu produzieren, die auch als Algentoxine bezeichnet werden. Diese können sich in Muschelgewebe, die solche Algen als Nahrung nutzen, aber auch in Fischen und anderen Meeresfrüchten anreichern. Bei marinen Biotoxinen handelt es sich um hochtoxische Stoffe, deren Aufnahme über die Nahrung beim Menschen akute Wirkungen mit einer breiten Palette von Symptomen hervorruft, die von leichtem Kribbeln oder Taubheitsgefühl im Bereich der Lippen bis hin zum Tod reichen. Aus diesem Grund werden sowohl Muschelfanggewässer als auch die Muscheln vor dem Vertrieb auf ihre gesundheitliche Unbedenklichkeit untersucht. Die natürlichen Toxingehalte unterliegen jedoch starken saisonalen und jährlichen Schwankungen, da ihre Produktion von den klimatischen Bedingungen abhängt. Daher können im Laufe der Zeit die Exposition über die Nahrung und die Gesundheitsrisiken variieren.

Zu den in europäischen Meeren am häufigsten vorkommenden marinen Biotoxinen gehören Saxitoxin, Okadainsäure und die Domoinsäure. Für durchschnittliche Meeresfrüchte-Konsument*innen sind die chronischen Gesundheitsrisiken aufgrund fehlender Daten derzeit nicht bekannt. Nach dem Verzehr von toxinhaltigen Meeresfrüchten kann durch die rasche Ausscheidung der Gifte durch Erbrechen und Durchfall der Spuk der Vergiftung schnell vorbei sein, sodass gar kein Arzt konsultiert wird. Das ist ein Grund für die unzureichende Datenlage. Europäische Verbraucher*innen, die regelmäßig große Mengen an Schalentieren verzehren, können jedoch potenziell gefährdet sein, insbesondere weil die EU-Höchstgehalte nicht ausreichend schützen. Für eine Reihe von marinen Biotoxinen gibt es keine EU-Grenzwerte, sie sind jedoch in europäischen Gewässern weniger verbreitet. Die thermische Verarbeitung von Lebensmitteln kann die Toxingehalte in Schalentieren entweder erhöhen oder senken. Cyanobakterien (Blaualgen) in Oberflächengewässern und in der Meeresumwelt können wiederum Cyanotoxine produzieren, die Trinkwasser und Lebensmittel kontaminieren können. Die Expositionswerte für die Europäer*innen sind derzeit aber noch nicht bekannt.

RISIKEN DURCH CHEMISCHE UMWELTSCHADSTOFFE

SCHWERMETALLE

Sowohl das natürliche Vorkommen als auch menschliche Aktivitäten sind die Ursache für das Auftreten von Schwermetallen in der Natur. Schwermetalle können von Pflanzen aufgenommen werden und in der Folge unsere Nahrungsmittel kontaminieren. Schwermetalle gelangen auch durch landwirtschaftliche und industrielle Aktivitäten, durch Autoabgase oder durch Kontamination in der Lebensmittelverarbeitung in unser Essen. Über Kläranlagen, Überschwemmungen von kontaminierten Böden und Regenwasser gelangen Schwermetalle zudem in Flüsse und Seen und können somit auch unser Wasser kontaminieren. Menschen können Metallen also nicht nur über die Umwelt, sondern auch durch den Verzehr von verunreinigten Lebensmitteln bzw. das Trinken von kontaminiertem Wasser ausgesetzt sein. Ihre Anreicherung im Körper kann laut EFSA mit der Zeit schädliche Folgen haben.

Bei den derzeitigen Werten der längerfristig – also chronisch – über die Ernährung aufgenommenen Mengen an Schwermetallen stellen *Cadmium, Arsen* und *Blei* ein potenzielles Gesundheitsrisiko für manche erwachsene Durchschnittseuropäer*innen dar, wobei das Risiko für Kinder höher ist. Für Vegetarier*innen ist es interessant zu wissen, dass viele pflanzliche Lebensmittel (neben Leitungswasser) am meisten zur *Bleiexposition* der Europäer*innen beitragen. Epidemiologische Erkenntnisse zeigen, dass eine chronische Bleiexposition bei Erwachsenen kardiovaskuläre Auswirkungen und Nierenerkrankungen hervorruft. Bei schwangeren Frauen kann die Exposition negative Auswirkungen auf die Neuroentwicklung des Neugeborenen haben. Cadmium wird vom Menschen über pflanzliche und fleischhaltige Lebensmittel aufgenommen. Eine besonders hohe Bioakkumulation von Cadmium tritt in Reis auf. Rauchen ist übrigens eine wichtige nicht nahrungsbedingte Quelle für Cadmium. Dies ist relevant, da Cadmium nach Inhalation von der IARC als »krebserzeugend für den Menschen« (Gruppe 1) eingestuft wurde.

Anorganische Formen des Halbmetalls *Arsen* sind wesentlich giftiger als viele seiner organischen Formen, in denen Arsen an Kohlenstoff gebunden ist. In Meeresfrüchten ist der größte Teil des Arsens organisch, während sich das anorganische Arsen in Reis und Meeresalgen bioakkumuliert. Das Waschen von Reis vor dem Kochen und das Wegschütten des Kochwassers können den Arsengehalt reduzieren. Die Hauptquellen für anorganisches Arsen in der Ernährung der Europäer*innen sind Milchprodukte und Getreideerzeugnisse. Die IARC hat anorganisches Arsen als »krebserregend für den Menschen« (Gruppe 1) eingestuft.

Eine chronische ernährungsbedingte Exposition gegenüber *Quecksilber* und seiner wichtigsten ernährungsbedingten Form, *Methylquecksilber*, stellt kein Risiko für die europäischen Verbraucher*innen dar, es sei denn, es werden häufig große Mengen an Fisch und Fischprodukten verzehrt. Vor allem Raubfische und alte Fische weisen hohe Quecksilberwerte auf. Die Belastung durch Methylquecksilber über Lebensmittel wurde mit Auswirkungen auf die neurologische Entwicklung beim Menschen in Verbindung gebracht, und auch kardiovaskuläre Auswirkungen sind von potenzieller Bedeutung.

Das derzeitige Niveau der chronischen *Nickelbelastung* stellt ein potenzielles Risiko für die Durchschnittsverbraucher*innen in Europa in allen Altersgruppen dar, wobei die Hauptquellen wiederum pflanzliche

Lebensmittel, aber auch alkoholfreie Getränke sind. Die Exposition gegenüber Nickel hat bei Tieren Auswirkungen auf die Fortpflanzung und Entwicklung und wurde von der IARC als »krebserregend für den Menschen« (Gruppe 1) eingestuft.

Im Gegensatz zum *dreiwertigen Chrom* stellt die Exposition gegenüber dem karzinogenen *sechswertigen Chrom* ein potenzielles, wenn auch geringes Risiko für durchschnittliche Europäer*innen dar. Letzteres wird offenbar über Trinkwasser und über mit Trinkwasser zubereitete Getränke aufgenommen. Sechswertiges Chrom verursacht durch direkte Reaktion mit der DNA verschiedene Arten von Krebs und trägt die IARC-Einstufung »krebserregend für den Menschen« (Gruppe 1).

DIE PERSISTENTEN

In diesem Zusammenhang ist zunächst einmal zu erklären, was man chemisch unter einer POP-Gruppe versteht: Die *Persistenten organischen Schadstoffe (Persistent Organic Pollutants, POPs)* sind schwer abbaubare Substanzen, die sich aufgrund ihrer Fettlöslichkeit in Fettgeweben, insbesondere in Fischen und Tieren und Ökosystemen, anreichern können. POPs lösen sich nicht in Wasser und Bakterien können sie nicht zersetzen. Sie werden daher entweder gar nicht oder erst nach sehr langer Zeit in der Natur abgebaut. Sie tragen deshalb auch die Bezeichnung »ewige Chemikalien«. POPs können bei chronischer Exposition bereits in geringen Konzentrationen zu Schädigungen u. a. des Immun- und des Fortpflanzungssystems, aber auch zu Krebs und Allergien führen sowie das Nerven- und Immunsystem beeinträchtigen. Einige POPs sind endokrine Disruptoren, also hormonaktive Substanzen, die, wenn sie in den Körper gelangen, bereits in geringsten Mengen durch Veränderung des Hormonsystems die Gesundheit schädigen können. Auch einige Pestizide wurden als POPs eingestuft. Deren Verwendung wurde jedoch bereits in den siebziger Jahren in der EU verboten.

Die wohl bekannteste POP-Gruppe sind die *Dioxine*. Diese Bezeichnung ist ein Sammelbegriff, der 210 mehrfach chlorierte Substanzen umfasst. Dioxine sind ebenfalls persistente, also schwer abbaubare Stoffe ohne Nutzen, die bei der Verbrennung oder als ungewollte Nebenprodukte industrieller Prozesse entstehen. Siebzehn Dioxine sind gesundheitlich bedenklich und weisen eine sehr unterschiedliche toxische Potenz auf. Studien am Menschen zeigen, dass die Auswirkungen auf die männliche Fortpflanzung durch beeinträchtigte Spermienqualität nach der Dioxinexposition am kritischsten sind. Die IARC hat das am meisten studierte Dioxin TCDD als »krebserregend für den Menschen« (Gruppe 1) eingestuft.

Eine nicht minder relevante POP-Gruppe sind die rund 200 Polychlorierten Biphenyle (PCBs), von denen zwölf eine ähnliche biologische Aktivität wie Dioxine haben. Dieses »dreckige Dutzend« wird deshalb als dioxinähnliche PCBs bezeichnet. PCBs wurden in großem Umfang für industrielle Zwecke hergestellt, die Produktion wurde aber in den siebziger Jahren eingestellt. Dioxine und PCBs kommen in komplexen Gemischen vor, und aufgrund ihres ubiquitären Vorkommens haben alle Menschen eine Hintergrundbelastung. In Europa ist die ernährungsbedingte Exposition gegenüber Dioxinen und PCBs in den letzten drei Jahrzehnten um bis zu 80 % zurückgegangen. Trotzdem besteht für erwachsene Durchschnittsverbraucher*innen nach wie vor ein potenzielles Risiko durch die Dioxin- und dioxinähnliche PCB-Exposition über die Nahrung, wobei das potenzielle Risiko für Kinder sogar noch größer ist. PCBs können bei Exposition schädliche Auswirkungen auf Leber und Schilddrüse haben. Bei Erwachsenen tragen Fisch und Meeresfrüchte am meisten zur ernährungsbedingten Belastung mit diesen Substanzen bei, aber auch Käse und fleischhaltige Lebensmittel leisten einen Beitrag. Finnland, Schweden und Lettland haben eine Ausnahmeregelung von den EU-Höchstgehalten für Dioxine und erlauben ihren Bürger*innen den Verzehr bestimmter Fischarten, die die Höchstgehalte überschreiten. Dies ist auf die anerkannten ernährungsphysiologischen Vorteile des Fischkonsums zurückzuführen.

Bei den *Polyzyklischen Aromatischen Kohlenwasserstoffen (PAKs)* handelt es sich ebenfalls um persistente, also schwer abbaubare chemische Substanzen.

Diese entstehen unbeabsichtigt bei der unvollständigen Verbrennung organischer Materialien wie Holz, Kohle, Benzin, Öl, Tabak, Abfällen oder in Lebensmitteln beim Grillen, Braten, Räuchern oder Trocknen. Fischereierzeugnisse und Lebensmittel auf Getreidebasis tragen am meisten zur Belastung von Konsument*innen bei. Die chronische ernährungsbedingte Exposition gegenüber PAKs stellt für durchschnittliche erwachsene europäische Verbraucher*innen allerdings ein geringes potenzielles Risiko dar. Rauchen ist dabei wiederum eine wichtige nicht diätetische Quelle. Tipp für begeisterte Griller*innen: Wenn verhindert wird, dass Fett in die Wärmequelle, also z. B. die glühende Holzkohle tropft, und die Lebensmittel nicht verbrannt werden, verringert sich der PAK-Gehalt. Für viele europäische Länder gelten Ausnahmeregelungen von den EU-Grenzwerten, sodass in diesen Staaten traditionell geräucherte Produkte mit höheren PAK-Werten verkauft werden können. Das IARC hat den am besten untersuchten PAK, das Benzo[a]pyren, als »krebserzeugend für den Menschen« (Gruppe 1) und mehrere andere als »wahrscheinlich krebserzeugend für den Menschen« (Gruppe 2A) eingestuft.

Die persistenten *Bromierten Flammschutzmittel* (Brominated Flame Retardants – BFRs) sind komplexe Gemische aus künstlich hergestellten chemischen Stoffen, die in fünf Klassen eingeteilt sind. BFRs werden Kunststoffen, Textilien und elektronischen Geräten zugesetzt, um sie schwerer entflammbar bzw. brennbar zu machen. In der EU ist die Verwendung bestimmter BFRs verboten bzw. eingeschränkt. Da diese Substanzklasse ebenfalls schwer abbaubar ist und sich daher anreichert, sind die bromierten Flammschutzmittel in der Natur weit verbreitet. Die BFRs gelangen nach Gebrauch bzw. Entsorgung der Produkte durch Auslaugung in die Umwelt und können in der Folge in die Nahrungskette geraten. Dort kontaminieren diese fettlöslichen Schadstoffe hauptsächlich Lebensmittel tierischen Ursprungs wie Fisch, Fleisch, Eier und Milch sowie daraus hergestellte Erzeugnisse. Die Exposition gegenüber BFRs zeigte bei Studien am Tier nachteilige Auswirkungen auf die Leber und auf Fortpflanzungs-, Nerven- und Immunsystem. Es gibt auch einige neuartige BFRs, die insbesondere im Hinblick auf ihre karzinogenen Eigenschaften von Bedeutung sein könnten. Es fehlen dazu bisher aber die nötigen toxikologischen Daten.

Und dann gibt es in diesem Zusammenhang auch noch die voll bzw. teilweise fluorierten Substanzen, die sogenannten *Per- und polyfluorierten Alkylverbindungen (PFAs)*. Das sind organische Verbindungen, bei denen an mindestens einem Kohlenstoffatom die Wasserstoffatome vollständig durch Fluoratome ersetzt sind. Laut OECD gibt es mindestens 4730 verschiedene PFAs mit mindestens drei komplett fluorierten Kohlenstoffen. PFAs werden ausschließlich industriell hergestellt und werden seit Jahrzehnten z. B. zur Herstellung wasserabweisender, atmungsaktiver Textilien und zur Herstellung von Feuerlöschmitteln verwendet. Die ebenfalls persistenten PFAs reichern sich in der Umwelt sowie in menschlichem und tierischem Gewebe an. Einige PFAs stehen im Verdacht, krebserregend zu sein. Zwei komplett fluorierte PFAs, die Perfluoroctan-(sulfon)säuren, werden aufgrund ihrer Persistenz nicht mehr hergestellt. Quasi als Beweis für die schwere Abbaubarkeit dieser beiden Substanzen finden sich diese immer noch in Fisch und Meeresfrüchten sowie in Fleisch, Eiern und Milch und in Trinkwasser. Bei den derzeitigen Konzentrationen verursacht die chronische Belastung mit diesen Schadstoffen potenzielle Risiken für einige erwachsene Verbraucher*innen. Kinder sind jedenfalls stärker gefährdet. Basierend auf den Studien am Menschen kann auch von einer Erhöhung des Cholesterinspiegels ausgegangen werden. Die Risikobewertung der EFSA für einige PFAs ist derzeit noch im Gange.

RISIKEN DURCH
PROZESSKONTAMINANTEN

Prozesskontaminanten sind Schadstoffe, die bei der Lebensmittelverarbeitung entstehen, wenn also Lebensmittelzutaten z. B. durch Räuchern, Trocknen oder Backen chemisch verändert werden.

ACRYLAMID

Seit die Menschheit zu »kochen« begann, ist sie *Acrylamid* ausgesetzt. Es handelt sich um einen chemischen Stoff, der natürlicherweise in stärkehaltigen Lebensmitteln während der Zubereitung bei hohen Temperaturen entsteht, und zwar beim Braten, Backen, Rösten sowie bei der industriellen Verarbeitung bei über 120 °C und geringer Feuchtigkeit. Der wichtigste hierfür verantwortliche chemische Prozess ist die sogenannte Maillard-Reaktion, die Lebensmittel »bräunt« und sich auch auf deren Geschmack auswirkt. Acrylamid bildet sich aus Zuckern und Aminosäuren (vor allem Asparagin), die in zahlreichen Lebensmitteln natürlich vorkommen.

Gegenwärtig stellt die langfristige ernährungsbedingte Exposition gegenüber Acrylamid ein potenzielles Gesundheitsrisiko für Europäer*innen aller Altersgruppen dar. Die Lebensmittel, die den größten Beitrag zur Exposition leisten, sind frittierte Kartoffelprodukte, Kekse, Cracker, Brot und Kaffee. Rauchen ist wiederum eine wichtige nicht diätetische Quelle. Acrylamid kann zwar nicht aus gekochten stärkehaltigen Lebensmitteln eliminiert werden, aber leichtes Braten und Toasten sowie die Vermeidung der Lagerung von Kartoffeln im Kühlschrank reduzieren die Werte.

Bei der Verstoffwechslung im Körper kann Acrylamid zum einen direkt die DNA angreifen, zum anderen wird es in der Leber zu einer noch reaktiveren Substanz umgewandelt. Dieser reaktive Stoff, das Glycidamid, bildet Verbindungen mit Aminosäuren und Nukleinbasen und kann so die Struktur und Funktion, beispielsweise der DNA und des Hämoglobins, verändern. Damit kann Acrylamid mutagen und wahrscheinlich auch kanzerogen wirken, wie bei Tierversuchen beobachtet wurde. Tatsächlich wurde aber bis dato nicht nachgewiesen, dass Acrylamid auch ein Karzinogen für den Menschen ist. Die IARC hat diesen Prozesskontaminanten daher »nur« als »wahrscheinlich krebserregend für den Menschen« (Gruppe 2A) eingestuft.

Wie bei Acrylamid ist der Mensch beim Verzehr von gekochten oder erhitzten Lebensmitteln seit jeher auch *Furanen* ausgesetzt. Die derzeitige ernährungsbedingte Exposition gegenüber Furan sowie seinen verwandten Verbindungen stellt ein potenzielles Risiko für Europäcr*innen aller Altersgruppen dar, wobei Kaffee die Hauptquelle der Exposition für Erwachsene ist. Getreide und Lebensmittel auf Getreidebasis sind weniger wichtige Quellen für Erwachsene, aber relevant für Kinder. Da Furan eine flüchtige Substanz ist, kann dessen Gehalt in einigen Lebensmitteln verringert werden, z. B. durch Erhitzen und Umrühren von Lebensmitteln in einem offenen Kochtopf oder durch Kochen des Kaffees anstelle der Zubereitung in einer Kaffeemaschine. Furan ist lebertoxisch und verursacht bei Tieren Leberkrebs, und es ist möglicherweise ein direkt DNA-reaktives Karzinogen. Die IARC hat Furan als »möglicherweise krebserregend für den Menschen« (Gruppe 2B) eingestuft. Auch die EFSA bestätigte gesundheitliche Bedenken.

WEITERE UNBEABSICHTIGTE PROZESSKONTAMINANTEN

Abseits von Acrylamid gibt es eine Reihe von anderen Prozesskontaminanten, die durch die Lebensmittelverarbeitung ebenfalls unbeabsichtigt in unser Essen gelangen. Dazu zählen die chlorierten Derivate von Glycerin. Dabei handelt es sich nicht um das Glycerin selbst, das bekannterweise in allen natürlichen Fetten und Ölen chemisch gebunden als Fettsäureester (Triglyceride) vorhanden ist. Unter den Derivaten von Glycerin verstehen wir chemische Verbindungen, die sich von dieser Grundsubstanz ableiten und sich durch Säurebehandlung und/oder starke Erhitzungsprozesse wie beispielsweise beim Toasten oder Räuchern, unbeabsichtigt bilden. Konkret entstehen dabei freies 3-MCPD und 2-MCPD, in vollem Namen Monochlorpropandiol genannt, sowie MCPD-Fettsäureester und ab 200 °C die Glycidol-Fettsäureester. Diese Glycerin-Derivate entstehen bei der Raffination, also der Aufreinigung von Pflanzenölen, damit unangenehme und bittere Geruchs- und Geschmacksstoffe bei hoher Temperatur entfernt werden. Diese unerwünschten Prozesskontaminanten können somit in allen raffinierten pflanzlichen Fetten und Ölen und insbesondere in Palmöl enthalten sein, sowie in allen Nahrungsmitteln, denen diese Fette und Öle als Zutat zugegeben wurden. So wurden vor allem in Frittierfett und Margarine hohe Mengen an 3-MCPD-Estern gefunden. Insbesondere gehärtete Fette weisen durch eine zweite Raffination hohe Werte auf. Aber auch in anderen Lebensmitteln wie Backwaren, gebrannten Kartoffelprodukten, Fleisch, Nussnougat-cremes und Säuglingsnahrung sind diese Prozesskontaminanten nachgewiesen worden. Offensichtlich ist z. B. 3-MCPD-Fettsäureester ein Teil der Nahrungskette geworden, denn selbst in der Muttermilch findet sich dieser Prozesskontaminant wieder. Die Vermeidung dieser Kontaminanten ist demnach schwierig. Das ist auch der Tatsache geschuldet, dass die Raffination von Fetten und Ölen auf den Produkten nicht kenntlich gemacht werden muss. Ist ein pflanzliches Speiseöl weder als »nativ« noch als »kaltgepresst« gekennzeichnet, dann ist es höchstwahrscheinlich raffiniert worden. Da tierische Fette, mit Ausnahme von Fischölen, in der

Regel jedoch nicht raffiniert werden, wurden in diesen Fetten bisher keine 3-MCPD-Ester nachgewiesen.

Die chronische ernährungsbedingte Exposition gegenüber 2- und 3-MCPD stellt derzeitig kein potenzielles Risiko für durchschnittliche erwachsene Verbraucher*innen in Europa dar. Einige Kleinkinder, die eine spezielle Diät einhalten, könnten aber gefährdet sein. Die chronische ernährungsbedingte Exposition gegenüber den Glycidol-Fettsäureestern verursacht ein geringes potenzielles Risiko für Erwachsene, während das potenzielle Risiko für Kinder höher ist. Glycidol ist ein Karzinogen, das direkt mit der DNA reagiert und von der IARC als »wahrscheinlich krebserregend für den Menschen« (Gruppe 2A) eingestuft wird.

In diesem Zusammenhang ist auch noch das *Ethylcarbamat* zu erwähnen. Das ist eine organische Substanz, die natürlich in fermentierten Lebensmitteln und alkoholischen Getränken wie Steinobstbränden vorkommt. Eine Vorstufe für Ethylcarbamat ist die Blausäure, die in den Kernen zunächst als Amygdalin gebunden vorliegt. Während der Gärung der Fruchtmaische wird die Blausäure aus zerstörten und intakten Kernen freigesetzt. Unter ungünstigen Bedingungen kann dann die Blausäure während des Destillationsprozesses angereichert werden. Unter Lichteinwirkung erfolgt im Steinobstdestillat in Verbindung mit Ethanol schließlich die Umsetzung der Blausäure bzw. des Cyanids zu Ethylcarbamat. Dabei kann diese toxische

Substanz in einem Ausmaß gebildet werden, das bis um den Faktor Tausend über jenen Mengen liegt, die sich in anderen fermentierten Lebensmitteln befinden. Spuren von Ethylcarbamat können allerdings in allen fermentierten Lebensmitteln gefunden werden.

Die chronische ernährungsbedingte Exposition gegenüber Ethylcarbamat stellt für durchschnittliche Europäer*innen, die keinen Alkohol trinken, ein geringes potenzielles Risiko dar, während diejenigen, die trinken, einem Risiko ausgesetzt sind. Die IARC hat die Substanz als »wahrscheinlich krebserregend für den Menschen« (Gruppe 2A) eingestuft, während – für manche vielleicht überraschend – alkoholische Getränke und Ethanol die IARC-Klassifizierung »krebserregend für den Menschen« (Gruppe 1) tragen.

RISIKEN DURCH ANDERE CHEMISCHE VERUNREINIGUNGEN

MINERALÖLKOHLENWASSERSTOFFE, MELAMIN, ORGANOZINN UND CHLORAT

Mineralölkohlenwasserstoffe sind hochkomplexe Gemische, die sich in zwei Haupttypen unterteilen lassen: gesättigte und aromatische Mineralölkohlenwasserstoffe. Ihr Vorhandensein in Lebensmitteln kann aus unterschiedlichen Quellen stammen, z. B. aus Lebensmittelkontaktmaterialien, Druckfarben und Lebensmittelzusatzstoffen. Mittlerweile werden verschiedene Vermeidungsstrategien, wie z. B. die Verwendung funktioneller Barrieren in Lebensmittelverpackungsmaterialien, angewandt, um der Migration dieser Schadstoffgruppe in die Lebensmittel Einhalt zu gebieten. Mineralölkohlenwasserstoffe können allerdings auch durch verschiedene Öle, Reifenabrieb oder Ausdünstungen von Straßenbaubitumen in Lebensmittel gelangen. Gegenwärtig stellt die ernährungsbedingte Exposition gegenüber beiden Arten von Mineralölmischungen ein potenzielles Risiko für die Europäer*innen dar, und eine Vielzahl von Lebensmitteln trägt zur Exposition bei. Die Belastung durch aromatische Mineralölkohlenwasserstoffe ist besorgniserregend, da sie möglicherweise Karzinogene sind, die direkt mit der DNA reagieren. Aber auch die Exposition gegenüber gesättigten Mineralölkohlenwasserstoffen ist bedenklich, insbesondere wenn Weißöle als Antihaftmittel beim Backen verwendet werden. Die Hintergrundbelastung durch die aromatische Fraktion scheint 15–35 % der gesamten Mineralölkohlenwasserstoffe zu betragen. Gesättigte Mineralölkohlenwasserstoffe wiederum reichern sich in Tierversuchen im Gewebe an und verursachen Leberentzündungen.

Durch die Verwendung von buntem Geschirr aus *Melamin*-Formaldehyd-Harzen kann neben Formaldehyd auch Melamin auf das Lebensmittel übergehen.

Dieser Schadstoff kann sich auch aus bestimmten Pestiziden, Tierarzneimitteln oder Desinfektionsmitteln bilden. Derzeit stellt Melamin in der Nahrung jedoch kein potenzielles Risiko für Europäer*innen dar. Selbstverständlich ist das Risiko anders einzustufen, wenn Melamin zugemengt wird, um einen höheren Proteingehalt von Milchpulver vorzutäuschen, wie bereits erwähnt. Ähnliche Entwarnung kann auch für die ernährungsbedingte Exposition gegenüber *zinnorganischen Stoffen*, die häufig als Pestizide und Biozide verwendet werden, aber auch für das *Chlorat* gegeben werden, dessen Vorhandensein in der Ernährung auf die legale Verwendung von Desinfektionsmitteln bei der Trinkwasseraufbereitung und der Desinfektion von Oberflächen bei der Lebensmittelzubereitung zurückzuführen ist. Für Kinder stellt Chlorat jedoch ein potenzielles Risiko dar. Die Hauptquelle der ernährungsbedingten Exposition ist Trinkwasser, aber auch Tiefkühlkost trägt dazu bei.

SCHADSTOFFE UND KUNSTSTOFFADDITIVE IN MIKROPLASTIK UND NANOPLASTIK

Es ist allgemein bekannt, dass Kunststoffe und Plastikmüll die Gewässer und Meere verschmutzen. *Mikroplastik* hat eine Größe von 1 Mikrometer bis 5 Millimeter und wird entweder aus zerkleinertem Kunststoffmaterial oder durch einen speziellen Syntheseprozess produziert, um die gewünschte Größe zu erzielen. Das sekundäre Mikroplastik entsteht durch die mechanische und chemisch induzierte Fragmentierung bzw. den Zerfall von Makroplastik in der Umwelt. *Nanoplastik* mit einer Größe bis maximal 1 Mikrometer wird durch Zerkleinerung von Mikroplastik oder wiederum durch ein entsprechendes Produktionsverfahren hergestellt. Nur Mikroplastik mit einer Größe von kleiner 150 Mikrometer kann eine Belastung für den Menschen darstellen. Es wird davon ausgegangen, dass auch Nanokunststoffe eine Exposition verursachen, aber es liegen derzeit keine Daten vor. Mikroplastik kann durchschnittlich 4 % seiner Masse an chemischen Schadstoffen adsorbieren, die in der Folge ebenfalls in unsere Lebensmittel gelangen können. Es ist daher nicht verwunderlich, dass auch die oben diskutierten persistenten POPs, PAKs, PCBs, aber auch Bisphenol A in Mikroplastik nachgewiesen werden konnten. Die ernährungsbedingte Belastung mit Schad- und Zusatzstoffen aus mit Mikroplastik verunreinigten Meeresfrüchten trägt derzeit allerdings nur geringfügig zur Gesamtexposition bei. Es ist bis dato aber nur wenig über diese Materialien bekannt.

BEWUSST EINGESETZTE CHEMIKALIEN IN LEBENSMITTELN UND IHRE RÜCKSTÄNDE

MITTEL ZUR VERBESSERUNG VON LEBENSMITTELN: LEBENSMITTELZUSATZSTOFFE, ENZYME UND AROMASTOFFE

Lebensmittelzusatzstoffe werden Lebensmitteln zugesetzt, um bestimmte technologische Funktionen bei der Herstellung, Zubereitung, Verpackung oder Lagerung zu erfüllen. Dadurch werden sie zu einem Teil des Lebensmittels. Antioxidantien, Farbstoffe, Emulgatoren, Stabilisatoren, Geliermittel, Verdickungsmittel, Konservierungsmittel und Süßstoffe sind die am häufigsten verwendeten Lebensmittelzusatzstoffe in der industriellen Lebensmittelproduktion. So wird z. B. Milchsäure eingesetzt, um die Lebensmittel vor mikrobiellem Verderb zu schützen und Vitamin C, um sie vor Oxidation zu schützen. Der Gehalt an diesen Verbesserungsmitteln von Lebensmitteln wird von den Lebensmittelsicherheitsbehörden in Europa überwacht.

MATERIALIEN MIT LEBENSMITTELKONTAKT

Lebensmittel kommen vor dem Verzehr mit vielen Materialien und Gegenständen in Kontakt. Die Materialien, mit denen Lebensmittel bei der Herstellung, Verarbeitung, Lagerung und Zubereitung in Berührung kommen, müssen daher ausreichend inert sein. Sie dürfen also keine Bestandteile bzw. Substanzen abgeben, deren Mengen im Lebensmittel die menschliche Gesundheit oder die Lebensmittelqualität negativ beeinflussen. Dafür gibt es entsprechende gesetzliche Grenzwerte, sogenannte maximale Rückstandskonzentrationen. In diesem Zusammenhang wurde besonders die chemische Substanz Bisphenol A kontroversiell diskutiert. Bisphenol A wird als Baustein bei der Herstellung von Epoxidharzen und Polycarbonat-Kunststoffen verwendet, etwa zur Herstellung von Trinkflaschen und Behältern für Lebensmittel. Das polymerisierte Bisphenol A ist in diesen Produkten grundsätzlich stabil gebunden. Es kann allerdings, z. B. bei Hitzeeinwirkung, wieder freigesetzt werden. So können in diesen Materialien noch freie Bisphenol-A-Reste in geringen Mengen enthalten sein und freigesetzt werden.

Bei den derzeitigen Expositionsniveaus besteht laut EFSA jedoch kein potenzielles Risiko, und die gesundheitliche Besorgnis ist auch bei kombinierter Exposition über Ernährung, Staub, Kosmetika und Thermopapier gering. Einige europäische Länder haben jedoch die Verwendung von Bisphenol A in Kunststoffmaterialien mit Lebensmittelkontakt verboten, und die Europäische Chemikalienagentur ECHA hat Bisphenol A kürzlich als »besonders besorgniserregenden Stoff« eingestuft. Derzeit ist die Verwendung von Bisphenol A in Lebensmittelverpackungen für Kinder in der EU verboten, und die EFSA nimmt eine Neubewertung vor.

PESTIZIDE

Die in der breiten Öffentlichkeit sehr bekannten Pflanzenschutzmittel umfassen Fungizide, Herbizide, Insektizide und Wachstumsregulatoren. Diese Agrochemikalien werden gemeinhin als Pestizide bezeichnet, die Schadorganismen wie Schädlinge und Unkräuter oder Krankheiten verhindern, zerstören oder bekämpfen. Pestizide können aber auch Pflanzen und pflanzliche Erzeugnisse während der Produktion, der Lagerung und des Transports schützen. Pestizide enthalten einen oder mehrere Wirkstoffe, die die Aktivität bzw. Wirksamkeit des Pflanzenschutzmittels ausmachen. Derzeit haben etwa 400 Wirkstoffe eine EU-Zulassung, das sind um 5 % weniger als noch vor 25 Jahren. Heutzutage müssen Pestizide vor der Zulassung auch auf schädliche hormonelle Wirkungen bei niedrigen Dosen getestet werden. Es sei angemerkt, dass die östrogene Aktivität der bereits diskutierten östrogen wirksamen Mykotoxine um Größenordnungen höher liegt als jene von Pestiziden. Schimmelpilzgifte kommen zudem in höheren Konzentrationen und auch häufiger in Lebensmitteln vor, während die ernährungsbedingte Exposition der Europäer*innen gegenüber Pestiziden in den vergangenen 20 Jahren als gering einzustufen ist. Im

Jahr 2020 lagen 94,9 % der insgesamt 88.141 Lebensmittelproben, die auf rund 700 verschiedene Pestizide analysiert wurden, unter den gesetzlichen Grenzwerten (= Rückstandshöchstgehalten). 48.181 Proben (54,6 %) enthielten keine quantifizierbaren Rückstände. Trotz dieses grundsätzlich erfreulichen Befundes können laut EFSA bei den derzeitigen Expositionswerten einige Pestizide für Säuglinge und Kleinkinder ein potenzielles Risiko darstellen.

TIERARZNEIMITTEL

Tierarzneimittel, die zur Behandlung von Nutztieren eingesetzt werden, sollen Krankheiten verhindern bzw. heilen. Die ernährungsbedingte Exposition durchschnittlicher Konsument*innen in Europa gegenüber Tierarzneimittelrückständen ist aufgrund der hohen Regelkonformität nahezu vernachlässigbar. Nur 0,25 bis 0,37 % der Hundertausenden an untersuchten Proben entsprachen in den letzten neun Jahren nicht den gesetzlichen Grenzwerten. Einige europäische Länder weisen jedoch mehr nicht konforme Ergebnisse auf als andere. Es sei an dieser Stelle auch erwähnt, dass die Verwendung von hormonellen Wachstumsförderern in Europa seit 1981 verboten ist.

TEIL 3:
RISIKO-RANKING UND SCHLUSSFOLGERUNGEN

GESUNDHEITLICH BEDENKLICHE SCHADSTOFFE IN DER NAHRUNG – DER VERSUCH EINER RISIKOEINSTUFUNG

Auf der Basis von 100 europäischen Risikobewertungen von Schadstoffen, denen wir chronisch ausgesetzt sind, stellen folgende chemische Substanzen ein *potenzielles Risiko* für erwachsene europäische Durchschnittsverbraucher*innen dar: A) *Persistente Umweltschadstoffe* (Dioxine und dioxinähnliche polychlorierte Biphenyle, Perfluoroctansulfonsäure, Perfluoroctansäure und das bromierte Flammschutzmittel Pentabromdiphenylether); weiters B) *Prozesskontaminanten* (Acrylamid, Furane und für Alkoholkonsumenten auch das Ethylcarbamat); sowie C) *Schwermetalle* (Cadmium, Arsen und Blei) und *Nickel*.

Bemerkenswert ist, dass es sich bei den Schadstoffen, die bei langfristiger/chronischer Exposition ein *geringes potenzielles Risiko* darstellen, ebenfalls um Prozesskontaminanten handelt, nämlich um Glycidolester, Polyzyklische Aromatische Kohlenwasserstoffe, Ethylcarbamat (für Nichtalkoholtrinker) und um Chrom. Interessanterweise stellt von der Vielzahl an Biotoxinen nur die ernährungsbedingte Exposition gegenüber den von Schimmelpilzen gebildeten Aflatoxinen und den von Pflanzen produzierten Pyrrolizidinalkaloiden ein potenzielles chronisches Risiko dar. Die derzeitigen potenziellen Gesundheitsrisiken ergeben sich auch aus der chronischen Exposition gegenüber Mineralölkohlenwasserstoffen in Lebensmitteln.

Im Rahmen unserer Studien haben wir schließlich den Versuch unternommen, die chronischen Risiken der identifizierten Kontaminanten in eine Rangfolge zu bringen. Dabei wurde sowohl die Art der kritischen Wirkung, die sie hervorrufen, als auch deren etwaige tägliche Aufnahme über Lebensmittel berücksichtigt. Diese Einstufung ist daher recht einfach und beschränkt sich auf jene Kontaminanten, die von der Europäischen Lebensmittelsicherheitsbehörde EFSA als potenziell chronisches Risiko für Erwachsene identifiziert worden waren. Nicht berücksichtigt wurden dabei die Unsicherheiten der EFSA-Risikobewertungen, wie z. B. fehlende Daten zur Toxizität oder zum Vorkommen. Daher sollte dieses Risiko-Ranking nur als Orientierung betrachtet werden.

Bei der Einstufung der potenziellen chronischen Risiken der Schadstoffe stehen die *Kontaminanten aus der Lebensmittelverarbeitung* an erster Stelle, gefolgt von den *aromatischen Mineralölkohlenwasserstoffen*. Dies ist auf deren Genotoxizität und Karzinogenität zurückzuführen, auch wenn diese beim Menschen nicht nachgewiesen sind, sowie auf ihre weite Verbreitung in vielen täglich verzehrten Lebensmitteln. An dritter Stelle stehen die *Aflatoxine* aufgrund ihrer hohen karzinogenen Potenz, die beim Menschen Leberkrebs verursacht, gepaart mit dem hohen Verzehr von Lebensmitteln auf Getreidebasis in Europa. Nüsse und Mais, die weit häufiger mit Aflatoxinen kontaminiert sind, werden in Europa in weit geringerem Ausmaß konsumiert. *Dioxine, dioxinähnliche polychlorierte Biphenyle, Nickel* und ein *bromiertes Flammschutzmittel* können aufgrund ihrer Exposition durch die täglich verzehrten Lebensmittel an die vierte Stelle gesetzt werden. Trotz deren karzinogener Effekte stehen die *Pyrrolizidinalkaloide* »nur« auf Rang fünf, da wir diesen Pflanzengiften durch sehr spezifische Quellen wie Tee, Honig oder Kräuter exponiert sind. In diesem Risiko-Ranking am wenigsten besorgniserregend sind die *Perfluoroctansulfonsäure*, die *Perfluoroctansäure* und die *Schwermetalle*. Diese sind zwar in vielen Lebensmitteln enthalten, stellen aber nur für einige europäische Erwachsene ein potenzielles Risiko dar.

Unklar ist die Bedeutung der chronischen Exposition gegenüber Schadstoffgemischen, die wir täglich über die Nahrung aufnehmen. Es ist sehr bemerkenswert, dass mehrere der oben angeführten Kontaminanten genotoxische Karzinogene sind, d. h. eine ähnliche Wirkungsweise haben und zudem potenziell Leberkrebs auslösen können. Daher kann das kombinierte

Risiko durch die Exposition gegenüber Gemischen an giftigen Substanzen größer sein als die derzeit für einzelne Chemikalien bewerteten Risiken.

SCHLUSSFOLGERUNGEN FÜR EUROPÄISCHE KONSUMENT*INNEN

Aufgrund umfassender Maßnahmen zur Qualitätssicherung und -kontrolle auf nationaler und europäischer Ebene sind unsere Lebensmittel so sicher wie nie zuvor. *Essen ohne Gift* bleibt aber eine Illusion – auch aufgrund der immer empfindlicheren Analysemethoden, die immer mehr Schadstoffe in immer geringeren Konzentrationen in unseren Lebensmitteln nachweisen und quantifizieren können. Es ist durchaus besorgniserregend, dass in Europa durchschnittliche erwachsene Lebensmittelkonsument*innen jeden Tag einer Mischung aus potenziell genotoxischen und karzinogenen chemischen Substanzen ausgesetzt sind. Dazu zählen insbesondere Verunreinigungen aus der Lebensmittelverarbeitung, die sogenannten Prozesskontaminanten. Allerdings stellt auch die chronische Belastung mit anderen, nicht krebserregenden Schadstoffen in der Nahrung ein potenzielles Gesundheitsrisiko dar. Dieses scheint jedoch geringer zu sein und kann durch Einhaltung der gesundheitsbezogenen Richtwerte für die maximale orale Einnahme einer Substanz kontrolliert werden. Bis dato noch recht unerforscht, aber von großer potenzieller Bedeutung sind die kombinierten Gesundheitsrisiken, die sich aus der Exposition gegenüber Gemischen von chemischen Verunreinigungen ergeben. Derartige »Gift-Cocktails« stellen ein potenziell größeres Risiko dar als die für einzelne Schadstoffe bewerteten Risiken. Zu einem zusätzlichen Gesundheitsrisiko führt auch die Exposition gegenüber Schadstoffen in Lebensmitteln als Folge des Klimawandels.

Um die Gesundheitsrisiken, die sich durch den Verzehr von Lebensmitteln ergeben, aber richtig einzuordnen: Im Rahmen der im vorliegenden Buch durchgeführten Betrachtungen darf nicht darauf vergessen werden, dass in der EU die Fettleibigkeit weiterhin das größte Gesundheitsrisiko darstellt und nicht das potenzielle Risiko, das von Giftstoffen in unserem Essen ausgeht. Bei all diesen Gesundheitsrisiko-Einschätzungen ist weiters zu bedenken, dass der menschliche Körper über zahlreiche biologische und biochemische Mechanismen verfügt, um die schädlichen Auswirkungen von Giftstoffen zu überwinden. Zudem stehen die Wirkungen der nützlichen Lebensmittelbestandteile und die biologischen Funktionen des menschlichen Körpers in Wechselwirkung mit den toxischen Effekte.

Eine ausgewogene Ernährung ist der beste Weg, um die tägliche Maximaldosis an chemischen Schadstoffen nicht zu überschreiten. Gesunde Ernährung kann aufgrund der Vielfalt an Lebensmitteln durch Variation unseres Speiseplans und eine gut balancierte Nahrung erreicht werden. Denn damit wird auch verhindert, dass der hohe bzw. tägliche Konsum eines bestimmten Lebensmittels, das mit krebserregenden Substanzen wie z. B. Aflatoxinen in Erdnüssen verunreinigt sein kann, zu einem erhöhten Gesundheitsrisiko führt.

Die Grundsätze einer ausgewogenen Ernährung umfassen den Verzehr von mehr Obst, Gemüse, Hülsenfrüchten, Nüssen und Vollkornprodukten sowie die Reduktion von Salz, Zucker und Fetten. Die positiven Auswirkungen einer derartigen Ernährung auf das Krebsrisiko werden in der Literatur allerdings als bescheiden angesehen. Es ist ein wenig desillusionierend, dass diese Art der gesunden Ernährung nicht so sehr vor Krebs zu schützen scheint, wie ursprünglich angenommen. Insgesamt gibt es Konsens darüber, dass die Kontrolle des Körpergewichts der Schlüssel zur Prävention aller nicht übertragbaren Krankheiten, einschließlich Krebs, ist. Es wird auch erwartet, dass sich die ernährungsbedingte Exposition europäischer Konsument*innen gegenüber chemischen Verunreinigungen in Zukunft verringert, wenn die neuen Risikomanagementmaßnahmen der EU ihre Wirksamkeit unter Beweis stellen. Somit kämen wir der ultimativen Wunschvorstellung vom *Essen ohne Gift* zumindest ein kleines Stück näher.

REFERENZEN

D. Bebber, M. Ramotowski & S. Gurr (2013) Crop pests and pathogens move polewards in a warming world. Nature Climate Change 3, 985–988, DOI: 10.1038/nclimate1990

EFSA – European Food Safety Authority. http://www.efsa.europa.eu/en/topics/topic/

M. Eskola, C.T. Elliott, J. Hajšlová, D. Steiner & R. Krska (2020) Towards a dietary-exposome assessment of chemicals in food: An update on the chronic health risks for the European consumer. Critical Reviews in Food Science and Nutrition, 60:11, 1890–1911, DOI: 10.1080/10408398.2019.1612320

F. Duarte Lau & R. P. Giugliano (2022) Lipoprotein(a) and its Significance in Cardiovascular Disease: A Review. JAMA Cardiology 7:7, 760–769. DOI: 10.1001/jamacardio.2022.0987

JECFA (2017) Evaluation of certain contaminants in food: eighty-third report of the Joint FAO/WHO Expert Committee on Food Additives. WHO Technical Report Series 1002. World Health Organization, Geneva.

M. Miraglia, H. J. Marvin, G. A. Kleter, P. Battilani, C. Brera, E. Coni, F. Cubadda, L. Croci, B. De Santis, S. Dekkers, L. Filippi, R. W. Hutjes, M. Y. Noordam, M. Pisante, G. Piva, A. Prandini, L. Toti, G. J. van den Born & A. Vespermann (2009) Climate change and food safety: an emerging issue with special focus on Europe. Food and Chemical Toxicology 47:5, 1009–21, DOI: 10.1016/j.fct.2009.02.005

Christopher Paul Wild (2012) The exposome: from concept to utility. International Journal of Epidemiology 41:1, 24–32, DOI: 10.1093/ije/dyr236

DER AUTOR

Rudolf Krska ist Professor für Analytische Chemie und Leiter des Instituts für Bioanalytik und Agro-Metabolomics am Department für Agrarbiotechnologie (IFA-Tulln) an der Universität für Bodenkultur Wien. Der ehemalige Leiter von Health Canada's Lebensmittelforschung in Ottawa ist seit 2018 zudem Professor an der Queen's University in Belfast und leitet seit 2017 die strategische Forschung am Kompetenzzentrum für Lebensmittelsicherheit FFoQSI. Auf diesem Gebiet gehört Krska weltweit zu den meist zitierten Forscher*innen. 2015 wurde er zum Distinguished Professor der Chinese Academy of Agricultural Sciences ernannt. Rudolf Krska hat 15 wissenschaftliche Auszeichnungen erhalten und ist (Mit-) Autor von 460 SCI-Publikationen, die mehr als 18.000-mal zitiert wurden.